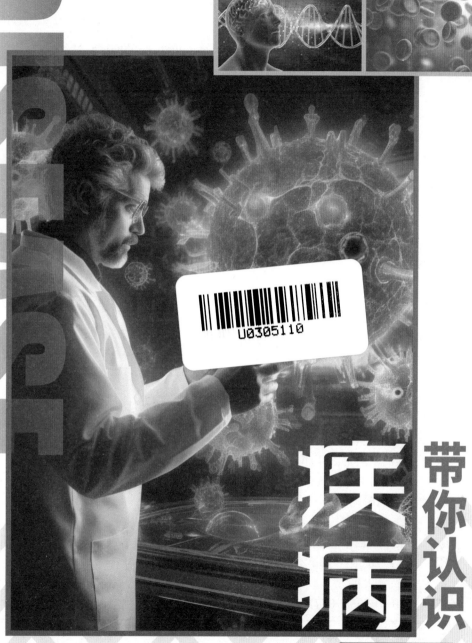

DISEASE

U0305110

疾病

带你认识

≫ 主编◎王子安 ≪

汕頭大學出版社

图书在版编目（C I P）数据

带你认识疾病 / 王子安主编. -- 汕头 : 汕头大学
出版社，2012.5（2024.1重印）
ISBN 978-7-5658-0772-5

Ⅰ．①带… Ⅱ．①王… Ⅲ．①疾病－青年读物②疾病
－少年读物 Ⅳ．①R366-49

中国版本图书馆CIP数据核字(2012)第096728号

带你认识疾病　　　　　　　　　　DAINI RENSHI JIBING

主　　编：王子安
责任编辑：胡开祥
责任技编：黄东生
封面设计：君阅书装
出版发行：汕头大学出版社
　　　　　广东省汕头市汕头大学内　　邮编：515063
电　　话：0754-82904613
印　　刷：三河市嵩川印刷有限公司
开　　本：710 mm×1000 mm　1/16
印　　张：16
字　　数：90千字
版　　次：2012年5月第1版
印　　次：2024年1月第2次印刷
定　　价：69.00元
ISBN 978-7-5658-0772-5

前　言

　　浩瀚的宇宙,神秘的地球,以及那些目前为止人类尚不足以弄明白的事物总是像磁铁般地吸引着有着强烈好奇心的人们。无论是年少的还是年长的,人们总是去不断的学习,为的是能更好地了解我们周围的各种事物。身为二十一世纪新一代的青年,我们有责任也更有义务去学习、了解、研究我们所处的环境,这对青少年读者的学习和生活都有着很大的益处。这不仅可以丰富青少年读者的知识结构,而且还可以拓宽青少年读者的眼界。

　　疾病是身体的病变。不仅仅发生在人类身上,在动物、植物身上,均有疾病存在的潜伏因素。当疾病形成一种规模化爆发时,就成为瘟疫。历史上,许多次重大的疾病(瘟疫)曾造成人类的大量死亡,引起了社会的巨大恐慌,诸如欧洲中世纪的黑死病。可以说,疾病(瘟疫)就是死神调制的魔方,时不时地调剂着人类社会的生死存亡。本书讲述的即是与疾病相关的知识,共分为五章。第一章介绍了外科疾病的相关知识;第二章介绍了内科疾病的相关知识;第三章介绍了小儿外科疾病的相关知识;第四章介绍了心理疾病的相关知识;第五章则介绍了一些其他疾病,如阿尔采末病、抽动障碍病等。阅读此书,能够扩大青少年读者的知识容量,提高青少年读者的知识层面。

综上所述，《带你认识疾病》一书记载了疾病知识中最精彩的部分，从实际出发，根据读者的阅读要求与阅读口味，为读者呈现最有可读性兼趣味性的内容，让读者更加方便地了解历史万物，从而扩大青少年读者的知识容量，提高青少年的知识层面，丰富读者的知识结构，引发读者对万物产生新思想、新概念，从而对世界万物有更加深入的认识。

此外，本书为了迎合广大青少年读者的阅读兴趣，还配有相应的图文解说与介绍，再加上简约、独具一格的版式设计，以及多元素色彩的内容编排，使本书的内容更加生动化、更有吸引力，使本来生趣盎然的知识内容变得更加新鲜亮丽，从而提高了读者在阅读时的感官效果，使读者零距离感受世界万物的深奥、亲身触摸社会历史的奥秘。在阅读本书的同时，青少年读者还可以轻松享受书中内容带来的愉悦，提升读者对万物的审美感，使读者更加热爱自然万物。

尽管本书在制作过程中力求精益求精，但是由于编者水平与时间的有限、仓促，使得本书难免会存在一些不足之处，敬请广大青少年读者予以见谅，并给予批评。希望本书能够成为广大青少年读者成长的良师益友，并使青少年读者的思想得到一定程度上的升华。

2012年7月

目 录
contents

第三章　小儿外科疾病

第四章　心理疾病

第五章　其他疾病

第一章

外科疾病

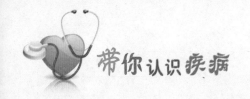
外科是研究外科疾病的发生、发展规律及其临床表现、诊断、预防和治疗的科学。

外科是医疗机构中主要运用手术治疗疾病的一科，与内科相对。

外科疾病分为五大类：创伤、感染、肿瘤、畸形和功能障碍。外科疾病往往需要以手术或手法处理作为主要手段来达到治疗疾病。因此，手术则成为外科所特有的一种治疗方法。正因为如此，人们也往往用是否需要手术治疗作为区别内科还是外科疾病的标准。然而，需要明白的是：外科学并不等于手术学，手术也只是外科疾病治疗方法中的一种。

外科手术的范围涉及到身体的各个部位，并且向深、向难发展，这些不得不促使外科进行更细更精的分工，经过长时间的发展和研究，到现在，在外科范围内除了普通外科（包括腹部外科）外，分别成立了颅脑、胸腔、心血管、泌尿、矫形、整形、创伤、烧伤、肿瘤、小儿外科、神经外科等，有的还甚至建立了显微外科器官移植等专科。

要进行外科治疗，首先要进行外科检查，通过对皮肤、淋巴、甲状腺、脊柱四肢、关节、泌尿生殖器等检查，初步排除常见疾病。如果需要进行手术的，则进行手术治疗。

心胸外科

心血管外科与麻醉科、体外循环灌注室、心脏超声检查科、心导管检查室、ICU等一起组成了完整的心血管外科学科体系。

胸外科工作主要包括：承担着严重胸部外伤的急救及治疗工作，各类肺、纵隔、食道、胸腔、膈肌等疾病手术。

◆ **创伤性窒息**

1. 引起创伤性窒息的原因

创伤性窒息又称为创伤性发绀，外伤性窒息，它是闭合性胸部伤中一种较为少见的综合病征，其发生率约占胸部伤的2%～8%。

创伤性窒息常见的致伤原因有：坑道塌方、房屋倒塌和车辆挤

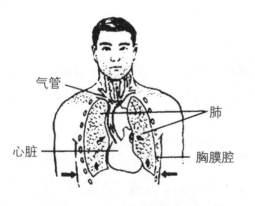

气管

肺

心脏

胸膜腔

创伤性窒息

创伤性窒息病理

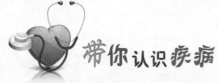

压等。当胸部和上腹部遭受强力挤压的瞬息间，伤者的声门则会突然紧闭，气管及肺内空气不能外溢，这两种因素同时作用，则引起胸内压骤然升高，压迫心脏及大静脉，由于上腔静脉系统缺乏静脉瓣，这一突然高压使右心血液逆流而引起静脉过度充盈和血液淤滞，并同时引起广泛的毛细血管破裂和点状出血，甚至小静脉破裂出血。

2. 创伤性窒息的临床表现及诊断

创伤性窒息多见于胸廓弹性较好的青少年和儿童，多数不伴胸壁骨折。当外压力过强时，除伴有胸骨和肋骨骨折以外，可能还伴有胸内或腹内脏器损伤以及脊柱和四肢损伤亦可发生呼吸困难或休克。

创伤性窒息的表现主要有三个方面：

（1）是头颈胸及上肢范围的皮下组织口腔粘膜及眼结膜均有出血性淤点或淤斑严重时皮肤和眼结膜呈紫红色并浮肿，故有人称之为"外伤性紫绀"或"挤压伤紫绀综合征"。因此，患者均有闭合性胸部及上腹部挤压伤史伤员可有胸闷呼吸困难及痰中带血常伴有多根肋骨骨折气胸或血胸。

（2）是眼球深部组织内有出血时可致眼球外凸视网膜血管破裂，这时可致视力障碍甚至失明。

（3）是颅内轻微的点状出血和脑水肿产生缺氧可引起一过性意识障碍头昏头胀烦燥不安，少数有四肢抽搐肌张力增高和腱反射亢进等现象，瞳孔可扩大或缩小若发生颅内血肿则引起偏瘫和昏迷。

3. 创伤性窒息的预防

单纯创伤性窒息预后较好，皮肤青紫及淤血斑，球结膜下出血可在1～3周内吸收消退。严重的颅脑损伤可危及生命。对单纯创伤性窒息采取半卧位，促进静脉回流，适当吸氧。创伤较重病人，在复苏和抢救休克的同时，迅速将病人转入ICU 。对烦躁不安痉挛性抽搐病人给予镇静止痉，对于呼吸困难者应保持呼吸道通畅，行气管插管或气管切开，使用机械通气，纠正

低氧血症。高压氧对缺血缺氧的组织有良好的治疗作用；促使水肿消退,淤血吸收适当应用抗生素预防肺部感染。

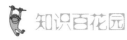

中医外科发展史

中华文明源远流长，医学也决不逊色。

中医外科，学科名。最早在夏商时代就出现了中医外科。《山海经》中记载了我国外科最早的手术器械——砭针，用于排脓，是外科疾病的最早记载。

周代，外科就已成为独立的专科，《周礼·天官》有"疾医、疡医、食医、兽医"的划分。战国时期的巨著《黄帝内经》奠定了外科学的理论基础。

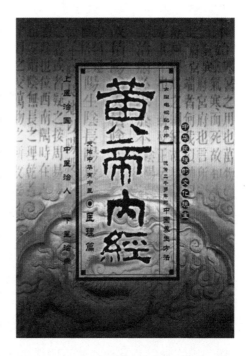

皇帝内经

到了汉代，中医外科则初具规模，形成了一个独立的分科。在这个时候，出现了我国历史上的最著名的外科学家华佗，被称之为"神医"。在《后汉书》中记载了他以麻沸散麻醉后，进行死骨剔除术及剖腹术，这也是世界上最早的。张仲景在《金匮要略》中，记载了肠痈、寒疝、浸淫疮、狐惑病等治疗方药，至今仍是外科急腹症的常用药方。西汉前后的《金创瘲疭方》是我国第一部外科专著，然而，令人遗憾的是没有保存下来。

但是，中医学以外科命名本专科者始于宋。宋代的伍起予著的《外科新书》，是存目外科专书。

经过长期的发展，中医外科到了明清时代发展达到了鼎盛，已达成熟阶段，出现了许多系统著作，并且形成了许多学术流派。如：陈实功《外科正宗》为代表的"正宗派"；清代汪洪绪《外科全生集》为代表的"全生派"；清代高锦庭《疡科心得集》为代表的"心得派"等。

新中国成立后，中医外科有了更大的发展。1956 年在各地成立了中医学院。随着科学技术的进步，更多的现代科学技术于中医中药结合，应用到治疗和实验研究中来。一些常见病和疑难病的临床研究，不仅提高了临床疗效，结合基础理论与实验研究，还取得了许多学科技术上的成果，为中国医学，以致世界医学作出新的贡献。

◆ **非 典**

传染性非典型肺炎，是指由支原体、衣原体、军团菌、立克次体、腺病毒以及其他一些不明微生物引起的肺炎。它是一种因感染SARS相关冠状病毒而导致的以发热、干咳、胸闷为主要症状，严重者出现快速进展的呼吸系统衰竭，是一种新的呼吸道传染病。

世界卫生组织将其命名为严重急性呼吸综合症，简称SARS。临床上以发热、乏力、头痛肌肉关节酸痛等全身症状和干咳、胸闷、乏力头痛、肌肉关节酸痛等全身症状和干咳、胸闷呼吸困难等呼吸道症状为主要表现，部分病例可有腹泻等消化道症状。胸部X线检查可见肺部炎性浸润影、实验室检查外周血白细胞计数正常或降低抗菌药物治疗无效是其重要特征。重症病例表现明显的呼吸系统衰竭，并可迅速发展成为急性呼吸窘迫综合征，截至2003年8月7日，全球累计发病例数为8422例，依据报告病例计算的平均病死率达到了9.3%。

1. 传染源

现今所有的资料表明：SARS患者是最主要传染源。但是，极少数非典患者在刚出现症状时即具有传染性。一般情况下，传染性随病程而逐渐增强，在发病的第2周是最具传播力的。通常认为症状明显的患者传染性较强，特别是持续高热、频繁咳嗽、出现ARDS时的传染性较强。退热后传染性迅速下降，尚未发现潜伏期患者以及治愈出院者有传染他人的证据。

但是，并非所有患者都有同等传播效力。有的患者可造成多人甚至几十人感染（即超级传播现象）；但有的患者却未传播一人。老年人以及具有中枢神经系统、心脑血管、肝脏、肾脏疾病或慢性阻塞性肺病、糖尿病、肿瘤等基础性疾病的患者，不但较其他人容易感染SARS，而且感染后更容易成为超级传播者。造成超级传播的机制还不明确，但肯定与所接触的人群对该病缺乏起码的认识以及防护不当有关。其中有一些超级传播者由于症状不典型难以识别，当二代病例发生后才被回顾诊断。影响超级传播的其他因素还取决于患者和易感者的接触程度和频次、个人免疫

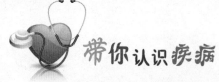

功能以及个人防护情况等。超级传播者的病原是否具有特殊的生物学特征尚不清楚。

但是，已有研究表明：SARS-CoV感染以显性感染为主存在症状。不典型的轻型患者并可能有隐性感染者，但较少见。尚未发现隐性感染者的传染性。一般认为，症状不典型的轻型患者不是重要的传染源。

已有本病的病原可能来源于动物的报道，并在果子狸、山猪、兔、猫、鸟、蛇獾等多种动物经聚合酶链反应（PCR）或血清学检测获得阳性结果。经过检测发现，从果子狸分离的病毒与SARS-CoV的基因序列高度符合，因此推测本病最初可能来源于动物，但上述研究还不能从流行病学的角度解释2002年11月后我国华南疫情初起时的疫源地多发的现象。

2. 传播途径

非典最容易的传播途经就是近距离呼吸道飞沫传播，即通过与患者近距离接触，吸入患者咳出的含有病毒颗粒的飞沫，是SARS经空气传播的主要方式，也是SARS传播最重要的途径。气溶胶传播是经空气传播的另一种方式，被高度怀疑为严重流行疫区的医院和个别社区暴发的传播途径之一，其流行病学意义在于：易感者可以在未与SARS患者见面的情况下，有可能因为吸入了悬浮在空气中含有SARS-CoV的气溶胶所感染。通过手接触传播是另一种重要的途径，是因易感者的手直接或间接接触了患者的分泌物、排泄物以及其他被污染的物品，经口、鼻、眼黏膜侵入机体而实现的传播。目前尚不能排除经肠道传播的可能性，尚无经过血液途性途径和垂直传播的流行病学证据，但在预防中均不可以掉以轻心。

影响传播的因素很多，其中接触密切是最主要的因素。其中包括治疗或护理、探视患者、与患者共同生活、直接接触患者的呼吸道分泌物或体液等。在医院抢救和护理危重患者吸痰、气管插管以及咽拭子取样时，很容易发生医院内传播，应格外小心警惕。医院病房环境通风不良、患者病情危重、医萜探访人员个人防护不当使感染危险性增加。其次，如飞机、电梯等相对密闭、不通风的环境都是可能发生传播的场所。改善通风条件，良好的个人卫生习惯和防护措施会使传播的可能性大大降低。

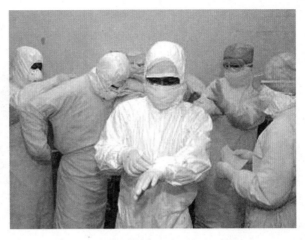

全副武装　抗击非典

很多人说SARS是苍蝇蚊子传播的，事实上，至今，尚无证据表明这一观点的正确性。

3．人群易感性

一般认为人群最为易感，但儿童感染率较低，原因也尚不清楚。SARS症状期病人的密切接触者是SARS的高危险人群。医护人员和患者家属与亲友在治疗护理陪护探望患者时，同患者近距离接触次数多、接触时间长，如果防护措施不力很容易感染SARS。

4．如何预防非典

（1）加大对非典的宣传，让人们更多地了解非典的危害，大家共同预防。

（2）保持良好的卫生习惯：勤洗手、不共用毛巾牙等日用品；及时清除垃圾，保持室内卫生；勤开窗，避免空气不流通。

（3）注意均衡饮食，保持良

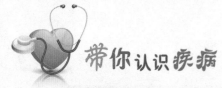

好的饮食习惯。

（4）经常参加体育锻炼，增强体质。

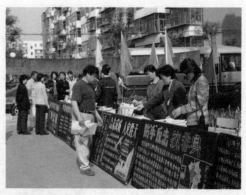

加大宣传，抗击非典

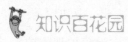知识百花园

中国的非典

2003年突然袭来的非典疫情，使得中国上上下下人心惶惶。全国各地都全力投入到了抗击非典疫情的战斗中，最终取得了巨大的胜利。

2003年5月上旬，是非典发病的高峰期，全中国非典新患者（确定）一天就将近增加180名，而到2009年五月月底，患者的增加人数（一天）竟减少到1名，截止2009年5月初为止的统计是，中国因非典死亡的人数为173名，而到2009年5月底为止，累计死亡人数高达332名，尤其令人痛心的是，这次中国非典的最大牺牲者竟是为患者治疗的医生和护士等众多的医护人员。2009年5月份，医护人员中的非典感染人数增至265名，累计达1000名左右，医护人员的患者人数约占非典患者总数的20%。据事后统计，非典死亡人数中1/3是战斗在第一线的医护人员。

据世界卫生组织的最新统计数字，全球因非典死亡人数919人，病死率近11％。

最新统计显示：中国内地累计病例5327例，死亡349人；中国香港1755例，死亡300人；中国台湾665例，死亡180人；加拿大251例，死亡41人；新加坡238例，死亡33人；越南63例，死亡5人。2003年8月16日下午16时，卫生部宣布全国非典型肺炎零病例，至此，全国共确诊非典型肺炎病例5327例，死亡349人。

◆ 肺 癌

肺癌是最为常见的肺原发性恶性肿瘤，肺癌发生于支气管粘膜上皮亦称支气管癌。

近50年来许多国家都报道肺癌的发病率明显增高，尤其是在男性癌瘤病人中肺癌已居首位。肺癌的病因至今尚不完全明确，但是，大量临床资料表明：长期大量吸纸烟是肺癌的一个重要致病因素。

常年吸纸烟，并且每日40支以上者，肺鳞癌和未分化癌的发病率比不吸烟者高4～10倍。有关数据显

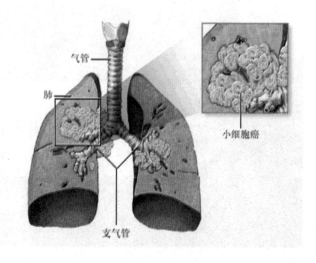

肺癌示意图

示：城市居民肺癌的发病率比农村高，这很可能与大气污染和烟尘中含有致癌物质有关。由此可知，提倡不吸烟和加强城市环境卫生工作是极为必要的。

人们现在还不能预知肺癌的降临，但是却能从很多方面做好预防，把肺癌的发生率降到最低。主要从以下这些方面做好预防。

（1）禁止和控制吸烟：禁止和控制吸烟，首先要着眼于减少吸烟者在人群中的比例，制订一定的法

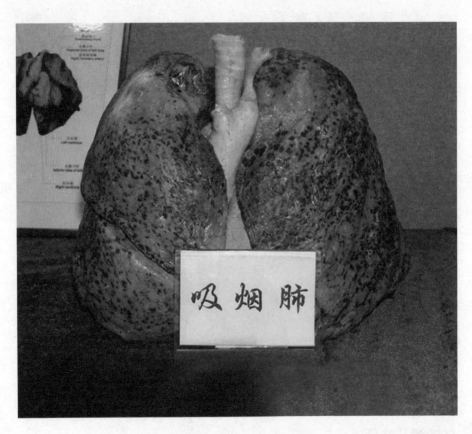

吸烟是造成肺癌的重要原因

律或条例限制人们尤其是限制青少年吸烟。

（2）控制大气污染：做好环境保护工作有效地控制大气污染，从而达到预防肺癌的目的。

（3）职业防护：对开采放射性矿石的矿区应采取有效的防护措施，尽量减少工作人员受辐射的量，对与致癌化合物接触近的工人必须采取各种切实有效的劳动防护措施，避免或减少与致癌因子的接触。

（4）防治慢性支气管炎：由于慢性支气管炎患者的肺癌发病率高于无慢性支气管炎者，因此，积极防治慢性支气管炎对预防肺癌有一定的意义，特别是要劝导患慢性支气管炎的吸烟者戒烟，因为患慢性支气管炎又吸烟人群的肺癌发病率更高。

（5）早期发现早期诊断与早期治疗：对早期肺癌的筛检手段至今仍不令人满意，在人群中普查肺癌的费用非常昂贵而对降低肺癌死亡率的可能性很小。

◆ **高血压**

高血压是指在未用抗高血压药情况下收缩压≥139毫米汞柱和/或舒张压≥89毫米汞柱，按血压水平将高血压分为1、2、3级。收缩压≥140毫米汞柱和舒张压<90毫米汞柱单列为单纯性收缩期高血压。患者既往有高血压史目前正在用抗高血压药，血压虽然低于140/90毫米汞柱，亦应该诊断为高血压。

1. 高血压有哪些表现及如何诊断？

高血压按起病缓急和病程进展可分为缓进型和急进型两种，以缓进型为多见。

（1）缓进型高血压

早期表现：早期多无症状，偶尔体检时发现血压增高或在精神紧张、情绪激动或劳累后感到头晕、头痛、眼花、耳鸣、失眠、乏力、

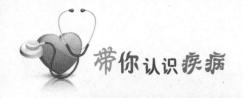

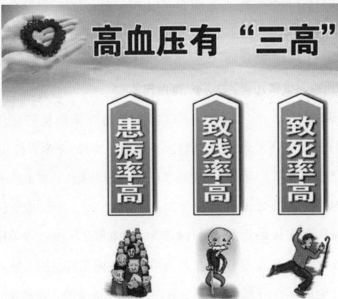

高血压有"三高"

注意力不集中等症状。也可能系高级精神功能失调所致。早期血压仅暂时升高，随病程进展血压持续升高，脏器受累。

脑部表现：多出现头痛头晕现象，由于情绪激动、过度疲劳、气候变化或停用降压药而诱发血压急骤升高、剧烈头痛、视力障碍、恶心、呕吐、抽搐、昏迷性偏瘫失语等。

心脏表现：早期心脏功能代偿症状不明显，后期心脏功能失代偿发生心力衰竭。

肾脏表现：长期高血压致肾小动脉硬化，肾功能减退时可引起夜尿多，尿液中含蛋白管型及红细胞尿浓缩功能低下，酚红排泄及尿素廓清障碍出现氮质血症及尿毒症。

（2）急进型高血压

急进型高血压也称恶性高血压。占高血压病的1％。缓进型高血压突然转变也可起病恶性高血压，这一现象可发生在任何年龄阶段，但以30～40岁为最多见。血压明显升高，舒张压多在17.3千帕以上，有乏力口渴多尿等症状。视力迅速减退，眼底有视网膜出血及渗出，常有双侧视神经乳头水肿，迅速出现蛋白尿血尿及肾功能不全也可发生心力衰竭高血压脑病和高血压危象，病程进展迅速多死于尿毒症。

（3）高血压病的分期：

第一期：血压达确诊高血压水平临床无心脑肾损害征象。

第二期：血压达确诊高血压水平并有下列一项者：体检X线心电图或超声心动图示左心室扩大；眼底检查眼底动脉普遍或局部狭窄；蛋白尿或血浆肌酐浓度轻度增高。

第三期：血压达确诊高血压水平并有下列一项者：脑出血或高血压脑病；心力衰竭；肾功能衰竭；眼底出血或渗出伴或不伴有视神经乳头水肿；心绞痛心肌梗塞脑血栓形成。

2. 高血压的预防

社会心理和行为因素是高血压发病的重要原因。倡导健康的生活方式是预防和控制疾病最经济、最有效的措施。世界卫生组织提出：坚持适量运动、合理膳食、戒烟限酒、心理平衡是人类心脏疾病的四大基石。

（1）坚持适量运动：坚持有恒、有序、有度，循序渐进的、按个人具体情况进行的适量适度运动对健康有利，应避免高强度、大运动量的运动，只有低强度长时间的运动主要消耗脂肪，而高强度的运动主要利用糖原，增进食欲明显，不利于饮食控制。每周可运动3～5次，每次30～45分钟。每天可做10分钟的

"深呼吸，下蹲起"的动作。

（2）合理膳食：以低糖、低脂、优质高蛋白质和高纤维素为原则。多食富含钾的蔬菜和水果（香蕉、苹果、柑橘），增加钙的摄入量，提倡多食奶制品、豆制品和海产品，因为钙与血压水平呈负相关。少饮可乐、雪碧等含糖量高的饮料，提倡饮用绿茶。低盐饮食，少吃咸菜及腌制品。减少膳食高糖、高脂肪、高胆固醇食物。多食牛羊肉、禽肉、鱼肉、豆制品和奶制品这些优质蛋白质。总之，粗细均衡搭配，做到有粗有细，不甜不咸，吃好早中餐，晚餐不宜太饱。

（3）戒烟限酒：烟草中尼古丁能引起小动脉痉挛，

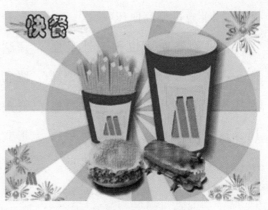

快餐食物会引起高血压

损伤血管内皮细胞。研究显示随着饮酒量的增加，高血压病患患病率逐渐增加，平均比非饮酒组高0.55倍。

（4）心理平衡：保持积极乐观而且平和的心态，情绪波动太

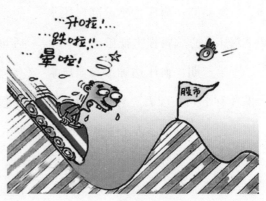

保持平和心态有益高血压

大，很容易引起高血压。

◆ 咯 血

咯血是指喉部以下的呼吸器官出血经咳嗽动作从口腔排出。咯血首先须与口腔、咽、鼻出血区别，口腔与咽部出血易观察到局部出血灶。鼻腔出血多从前鼻孔流出，常在鼻中隔前下方发现出血灶诊断较易。有时鼻腔后部出血量较多，常被误诊为咯血。

如用鼻咽镜检查见血液从后鼻孔沿咽壁下流，即可确诊。大量咯血还须与呕血（上消化道出血）相鉴别前者常有肺结核支气管扩张肺癌心脏病等病史，出血前有咳嗽、喉部痒感胸闷感，咯出血液为鲜红色，混有泡沫痰一般无柏油样便；后者常有消化性溃疡肝硬化等病史

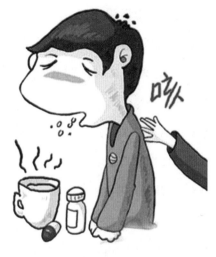

咯 血

出血前有上腹部不适、恶心呕吐等症状呕出血液为棕黑色或暗红色、有时为鲜红色，混有食物残渣胃液，有柏油样便，可在呕血停止后仍持续数天。

只要人们在日常生活中努力做好必要的防护，就能很好地预防咯血病症的发生。尤其注意有呼吸道疾病的患者，尤其在秋冬季节要注意做好防护。预防咯血一般包括以

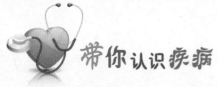

下几方面：

预防咯血七要素

（1）预防感冒：外出时要根据天气变化增加衣服，防止受寒感冒。

（2）注意饮食：饮食以富含维生素的食物为首选。

（3）通风换气：房间经常通风，保持适宜温度（一般18～25℃）和湿度（一般40%～70%）。

（4）锻炼身体：要进行适度的体育锻炼和呼吸功能锻炼。

（5）备急救药：家里要备小药箱，尤其要备足止咳药物，如治疗干咳为主的喷托维林（咳必清）片和糖浆；以镇咳为主的可愈糖浆；以镇咳化痰为主的棕胺合剂等家庭必备止血药物，如云南白药镇静的药物，注意要及时更换小药箱里的过期药物。

（6）戒烟限酒：患有呼吸道疾病的患者，一定要戒烟限酒，以减少发生咯血的诱因。

（7）情志调畅 中医认为：情志变化和疾病有一定的关系，如"喜伤心""忧伤肺"，像《红楼梦》中患有肺结核的林黛玉正是因为平时忧虑过度，对花落泪，悲天悯人，最后因咯血而死。同时预防咯血还要注意修身养性。

◆ **慢性支气管炎**

慢性支气管炎是由于感染或非感染因素引起气管、支气管粘膜及其周围组织的慢性非特异性炎症。其病理特点是支气管腺体增生、粘液分泌增多临床出现有连续两年以上，每持续三个月以上的咳嗽、咳痰或气喘等症状早期症状轻微，多在冬季发作，春暖后缓解；晚期炎症加重症状长年存在，不分季节。疾病进展又可并发阻塞性肺气肿肺源性心脏病，严重影响生产劳动和身体健康。

1. 慢性支气管炎的临床表现

部分慢性支气管炎患者在起病前有急性支气管炎、流感或肺炎等急性呼吸道感染史。患者常在寒冷季节发病，出现咳嗽、咯痰，尤以晨起为著，痰呈白色粘液泡沫状，粘稠不易咳出。在急性呼吸道感染时，症状迅速加剧，痰量增多，粘稠度增加或为黄色脓性，偶有痰中带血。慢性支气管炎反复发作后，支气管粘膜的迷走神经感受器反应性增高，副交感神经功能亢进，可出现过敏现象而发生喘息。随着病情发展，终年咳嗽，咳痰不停，冬秋加剧。喘息型支气管炎患者在症状加剧或继发感染时，常有哮喘样发作，气急不能平卧。呼吸困难一般不明显，但并发肺气肿后，随着肺气肿程度增，加则呼吸困难逐渐增剧。

2. 慢性支气管炎体征

慢性支气管炎早期多无体征。有时在肺底部可听到湿和干罗音。喘息型支气管炎在咳嗽或深吸气后

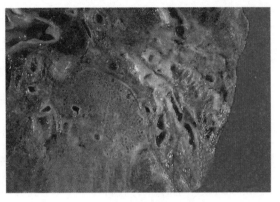

慢性支气管炎标本

可听到哮喘音，发作时有广泛哮鸣音。长期发作的病例可有肺气肿的体征。

X线征象，单纯型慢性支气管炎，X线检查阳性，或仅见两肺下部纹理增粗，或呈索条状，这是支气管壁纤维组织增生变厚的征象。若合并支气管周围炎，可有斑点阴影重叠其上。支气管碘油造影，常可见到支气管变形，有的狭窄；有的呈柱状扩张；有的由于痰液潴留，呈截断状。由于周围瘢痕组织

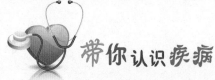

收缩，支气管可并拢呈束状。有时可见支气管壁有小憩室，为粘液腺开口扩张的表现。临床上为明确诊断，透视或摄平片即可满足要求。支气管碘油造影只用于特殊研究，不作常规检查。

3. 慢性支气管炎诊断

慢性支气管炎诊断主要依靠病史和症状。在排除其他心、肺疾患（如肺结核、尘肺、支气管哮喘、支气管扩张、肺癌、心脏病、心功能不全等）后，临床上凡有慢性或反复的咳嗽、咯痰或伴喘息，每年发病至少持续3个月，并连续两年或以上者，诊断即可成立。如每年发病持续不足三个月，而有明确的客观检查依据（如X线、肺功能等）亦可确诊。

根据临床表现，将慢性支气管炎分为单纯型与喘息型两型。前者

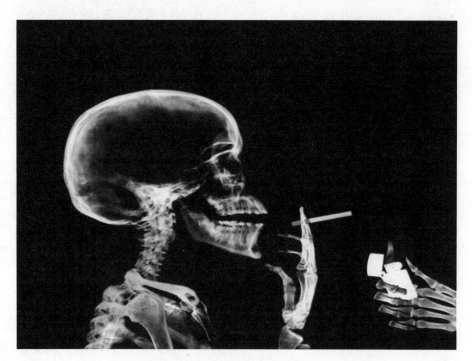

吸烟是慢性支气管炎发生的重要原因

主要表现为反复咳嗽、咯痰；后者除咳嗽、咯痰外尚有喘息症状，并伴有哮鸣音。

同时，根据慢性支气管炎的病程发展经过可分为三期，以便使治疗有所侧重。

（1）急性发作期：是指在1周内出现脓性或粘液脓性痰，痰量明显增加，或伴有发热等炎症表现，或1周内"咳""痰"或"喘"任何一项症状显著加剧，或重症病人明显加重者。

（2）慢性迁延期：是指有不同程度的"咳""痰""喘"症状迁延到1个月以上者。

（3）临床缓解期：经治疗或自然缓解症状基本消失或偶有轻微咳嗽和少量痰液保持2个月以上者。

4. 慢性支气管炎的预防

（1）戒烟：慢性支气管炎患者不但要首先戒烟，而且还要避免被动吸烟，因为烟中的化学物质如焦油、尼古丁、氰氢酸等，可作用于植物神经，引起支气管的痉挛，从而增加呼吸道阻力；另外，还可损伤支气管粘膜上皮细胞及其纤毛，使支气管粘膜分泌物增多，降低肺的净化功能，易引起病原菌在肺及支气管内的繁殖，致慢性支气管炎的发生。

（2）注意保暖：在气候变冷的季节，慢性支气管炎患者要注意保暖，避免受凉，因为寒冷一是会降低支气管的防御功能，二是会反射地引起支气管平滑肌收缩、粘膜血液循环障碍和分泌物排出受阻，可发生继发性感染。

（3）加强锻炼：慢性支气管炎患者在缓解期要作适当的体育锻炼，以提高机体的免疫能力和心、肺的贮备能力。

（4）预防感冒：注意个人保护，预防感冒发生，有条件者可做耐寒锻炼以预防感冒。

（5）做好环境保护：避免烟

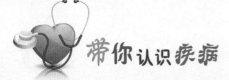

雾、粉尘和刺激性气体对呼吸道的影响，以免诱发慢性支气管炎。

◆ **乳腺癌**

乳腺癌是女性最常见的恶性肿瘤之一。据资料统计，发病率占全身各种恶性肿瘤的7%～10%，在妇女仅次于子宫癌，它的发病常与遗传有关，并且在40～60岁之间、绝经期前后的妇女发病率较高。男性乳腺癌的发病率只有1%-2%。乳腺癌通常发生在乳房腺上皮组织，是一种严重影响妇女身心健康甚至危及生命的最常见的恶性肿瘤之一。

1. **乳腺癌发病的表现**

无痛性肿块：乳房的无痛性肿块常是促使患者就诊的主要症状。

乳头溢液：溢液可以是无色、乳白色、淡黄色、棕色血性等；可以呈水样血样浆液性或脓性；溢液量可多可少间隔时间也不一致。

乳头和乳晕异常：乳头扁平回缩凹陷直至完全缩入，乳晕下看不见乳头，有时整个乳房抬高，两侧乳头不在同一水平面上，乳头糜烂也是乳腺癌的典型症状。炎性乳腺癌时局部皮肤呈炎症样表现；颜色由淡红到深红，开始时比较局限，不久即扩大到大部分乳腺皮肤，同时伴有皮肤水肿、皮肤增厚粗糙表面温度升高。

扩散及发展：乳腺癌细胞的倍增时间平均为90天。在临床能发现肿块前肿瘤的隐匿阶段平均为12年（6～20年）。肿瘤一旦发生其发展可通过以下方式：局部扩展淋巴道播散血行播散。

乳腺癌如不经治疗或者给药无效会逐渐侵犯以下一些区域：淋巴腺骨肺肝脑胸膜腔心包渗液高血钙脊髓受压。

2. **乳腺癌的预防**

众所周知癌瘤并非"不治之症"，关键是能否做到早期发现和早期治疗。

多年来临床实践已经证实：对大多数癌瘤来说，若想提高治愈率单靠改进治疗方法收效是难以令人满意的。就乳房癌来讲，近数十年来国内外在治疗方法上，虽然经过了多方面的种种改进但其病死率未见明显下降，究其原因最主要的仍由于就诊较晚。在所治疗的病人中中晚期病例占多数所致。这就要求

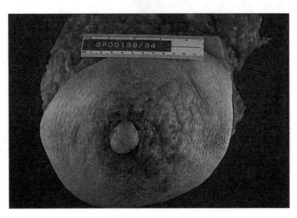

乳腺癌的橘皮样外观

我们提倡检出早期癌以减少晚期癌的出现，将是提高乳房癌生存率的有效途经。

现代对早期乳房癌的要求应是微小癌（直径≤0.5厘米），和临床上触不到肿块的T_0癌列为早期，因为此类癌甚少转移经手术治疗后其10年生存率一般可达90%以上。大量检出此类癌将有可能对生存率起到积极的作用，为了更多的检出

此类早期癌提出以下几点：

（1）建立早期癌的新概念

在日常受检的病人中，早期癌并非少见而且理应多于常见的中晚期癌，因为在乳腺癌生长的自然病程中临床前期约占全程的2/3。尽管如此早期癌却甚少被检出，表明在检查时大多数早期癌从检查者手下漏过，究其原因主要由于检查者对早期癌还缺乏足够的认识。迄今，绝大多数检诊者仍沿用以"乳房肿块"作为诊断乳房癌首要体征的传统概念，而前述早期癌未必都

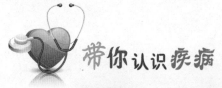

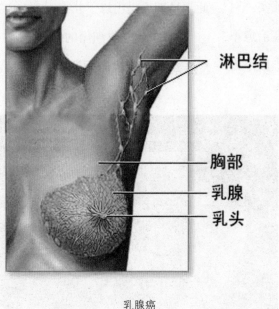

淋巴结

胸部

乳腺

乳头

乳腺癌

曾患癌对侧乳房也属易患部位等等。凡有这些因素的人都应视为易患乳癌者，应作为重点检查对象。

3. 对乳房出现的任何异常均应查明原因

（1）乳头溢液特别是血性溢液较多与乳癌并存，尤其50岁以上妇女出现血性溢液时约半数以上可能为恶性。

形成明显的肿块，在此概念指导下，早期癌必然难得检出，因此应重新认识早期癌的新概念。

（2）认真查询乳腺癌易患因素

乳腺癌的易患因素有以下几项：乳癌家族史特别是受检者的母亲和姊妹曾否患本病；月经初潮过早（小于12岁）或闭经过迟（大于50岁）；大于40岁未育；一侧乳房

（2）乳房腺体局限性增厚，这是临床上甚为常见但又不被重视的体征，此种情况如出现在未绝经的妇女，尤其随月经周期有些大小变化时多属生理性。如果增厚组织长期存在与月经周期变化无关或日益增厚及范围增大，尤其出现在绝经后妇女时必须予以重视。

（3）乳头糜烂经反复局部治

疗无效，多应考虑派杰病作细胞涂片阳性率很高均应及时作出诊断。

（4）乳房痛在绝经前妇女，尤其随月经周期改变痛的程度也有或轻或重的不同变化时多属生理性，如痛为局限性有固定的部位与月经周期无关或为绝经后妇女均应查明原因。

（5）不明原因的乳晕皮肤水肿、乳头回缩以及乳房皮肤局限性凹陷等均需认真查清原因。

总之，早发现和早治疗无疑是乳癌防治的发展方向，当前迫切需要的是大力普及早期乳癌的检诊知识，广泛开展乳癌普查和妇女自查乳腺，以期早日实现提高生存率和降低病死率的目的。

◆ **心肌梗塞**

心肌梗塞是冠状动脉闭塞血流中断，使部分心肌因严重的持久性缺血而发生局部坏死。临床上有剧烈而较持久的胸骨后疼痛发热、白细胞增多、红细胞沉降率加快血清心肌酶活力增高及进行性心电图变化，可发生心律失常、休克或心力衰竭。

1. 心肌梗死的表现及诊断

根据典型的临床表现，特征性的心电图改变和实验室检查发现，诊断本病并不困难。但是，无痛的病人诊断较困难。凡年老病人突然发生休克、严重心律失常、心力衰竭、上腹胀痛或呕吐等表现而原因

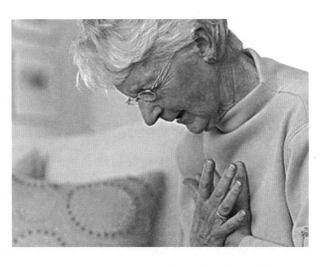

心肌梗塞

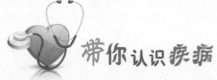

未明者或原有高血压而血压突然降低且无原因可寻者，手术后发生休克但排除出血等原因者，都应想到心肌梗塞的可能。此外，年老病人有较重而持续较久的胸闷或胸痛者，即使心电图无特征性改变，也应考虑本病的可能都宜先按急性心肌梗塞处理，并在短期内反复进行心电图观察和血清心肌酶测定以确定诊断。

2. 心肌梗塞的预防

心肌梗塞范围的大小侧支循环产生的情况以及治疗是否及时有关。过去急性期住院病人病死率一般为30%左右，进行临护治疗后已降至15%左右，发展溶血栓治疗后再降至10%以下，在急性期发病第一周病死率最高，发生心力衰竭严重、心律失常或休克者病死率尤病其中休克病人病死率可高达80%。北京地区对心肌梗塞病人长期随访的资料表明53.4%病人能恢复一定的工作，其中45.6%的病人后半年内恢复工作，出院后因心脏原因而死亡者第一年有7.7%；第二年3.7%；第三年3.0%；第四年2.7%；第五年1.4%；第六年3.4%；第七年1.1%。

近几十年来，由于加强监护和治疗水平的提高，急性心肌梗死住院病死率明显降低，从30%左右降低至10%以下。但再梗死或多次梗死的患者增多，成为心肌梗死后死亡的主要原因之一。因此除在急性期应积极治疗外，还应加强心肌梗死后的康复和二级预防，以延长患者寿命，提高生活质量和恢复工作能力。心肌梗死后二级预防包括：

（1）对患者及其家属进行卫生宣传教育，使患者和家属对本病有所认识，了解各种防治措施的意义，使之减少对疾病的顾虑，在防治中能积极予以配合。

（2）安排合理膳食，以降低总脂肪、饱和脂肪酸和胆固醇的摄入，体重超重者要限制总热量。经膳食调整 3 个月后，血脂水平仍明显异常者，可针对血脂异常特点，选用血脂调节剂。

（3）吸烟者应力劝戒除。吸烟不光是动脉硬化的危险因素，也是心绞痛、心肌梗死和再梗死的危险因素。心肌梗死后恢复的患者，继续吸烟者再梗死发生率大约为不吸烟或吸烟已戒除者的 2 倍。

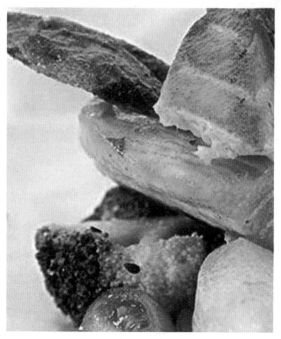

合理膳食

挪威多中心研究，在心肌梗死后17个月中，戒烟者较继续吸烟者再梗死减少45％，在3年后，戒烟者较吸烟者心脏原因死亡及再梗死明显降低。被动吸烟与吸烟者有相同危险，故应力劝患者的亲属戒烟，患者恢复工作后最好应在无烟环境中工作。吸烟可能诱发冠状动脉痉挛，血小板聚集，减低冠状动脉及侧支循环的储备能力。伴有高胆固醇血症者，吸烟程度与冠状动脉粥样硬化病变呈高度相关，吸烟可使冠状动脉病变加重，这些可能都地易诱发再梗死的原因。

（4）适当的体力活动和锻炼。可采取步行、体操、太极拳、气功等锻炼方法以增强体质。

（5）合并高血压或糖尿病者，应予以适当的控制。

（6）抗血小板治疗。血小板

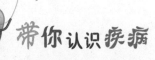

不公在动脉粥样硬化形成的过程中，而且在冠状动脉痉挛、血栓形成或心肌微循环中聚集等所导致的心肌缺血、心肌梗死或猝死中都起着重要作用。阿斯匹林是廉价易得的抗血小板制剂，副作用低，便于长期应用。

（7）应用β-受体阻滞剂。大量的临床试验结果证明β-受体阻滞剂能降低心肌梗死后再梗死的发生率、猝死发一率、心脏死亡率和总死亡率。常用β受体阻滞剂有心得安、氨酰心安、美多心安等。

（8）急性心肌梗死恢复后，应在医生的指导下坚持服药，门诊随访，观察病情，调整用药。如又再现心绞痛时，应及时去医院诊治，以防止再梗。

◆ **心律失常**

心律失常指心律起源部位心搏频率与节律以及冲动传导等任一项异常。"心律紊乱"或"心律不齐"等词的含义偏重于表示节律的失常，心律失常既包括节律又包括频率的异常更为确切和恰当。正常心律起源于窦房结，频率60次～100次/分钟（成人），比较规则。窦房结冲动经正常房室传导系统顺序激动心房和心室，传导时间恒定（成人0.12～1.21秒）；冲动经束支及其分支以及浦肯野纤维到达心室肌的传导时间也恒定（＜0.10秒）。

完全预防心律失常发生有时非常困难，但是，可以采取适当措施减少其发生率。心率失常的预防主要包括以下几个方面：

（1）预防诱发因素：一旦确诊后，病人往往高度紧张、焦虑、忧郁、严重关注、频频求医、迫切要求用药控制心律失常。有些完全忽略病因诱因的防治常常会造成喧宾夺主、本末倒置。常见诱因：吸烟酗酒、过劳紧张激动、暴饮暴食消化不良、感冒发烧、摄入盐过多、血钾血镁低等病人，可结合以往发病的实际情况，总结经验，避免可能的诱因比单纯用药更简便安全有效。

（2）稳定的情绪：保持平和稳定的情绪、精神放松、不过度紧张等精神因素中尤其是紧张的情绪易诱发心律失常，所以病人要以平和的心态去对待。尽量避免过喜过悲过怒，不计较小事，遇事自己能宽慰自己，不看紧张刺激的节目等。

（3）自我监测：在心律失常不易被抓到时，病人自己最能发现问题。一些心律失常常有先兆症状，若能及时发现及时采取措施可减少甚至避免再发心律失常。心房纤颤的病人往往有先兆征象或称前驱症状，如心悸，感摸脉有"缺脉"增多，此时及早休息并口服安定片可防患于未然。

有些病人对自己的心律失常治疗摸索出一套自行控制的方法。当发生时用以往的经验能控制心律失常，如"阵发性室上性心动过速"病人，发作后立即用刺激咽喉致恶心呕吐，或深呼吸动作，或压迫眼球可达到刺激迷走神经，减慢心率的目的，也能马上转复。

（4）合理用药：心律失常治疗中强调用药个体化，而有些病人往往愿意接收病友的建议而自行改药改量，这样做是危险的。病人必须按医生要求服药，并注意观察用药后的反应，有些抗心律失常药有时能导致心律失常，所以应尽量少用药做到合理配伍。

（5）定期检查身体：定期复查心电图、电解质、肝功、甲功等，因为抗心律失常药可影响电解质及脏器功能。用药后应定期复诊及观察用药效果和调整用药剂量。

（6）生活要有规律：养成按时作息的习惯，保证睡眠，因为失眠可诱发心律失常；同时，运动也要适量，量力而行，不勉强运动或不过量运动，不做剧烈及竞赛性活动，但是，可做气功打太极拳；还要注意，洗澡水不要太热，洗澡时间不宜过长。养成按时排便习惯，保持大便通畅。生活饮食要定时定量，节制性生活，不饮浓茶不吸烟。避免着凉，预防感冒。不从事驾驶员等紧张性工作。

24小时作息时间

5：50起床（刷牙、洗脸、叠被、晒被）

6：00晨练（适当做运动）

6:30做饭并吃饭（不能光吃馍类、饼干类要适当喝粥）

7:50上班

8:30~12:00上午上班时间

12:30吃午饭　13:30~14:00小睡一会

14:30~18:30下午上班时间

19:00做饭并吃饭（不能以吃饱为目的，要适当吃些营养的饭）

19:50:吃好饭并洗好碗

20:00~9:30这段时间可以洗衣服、洗澡、玩电脑（时间不宜过长、适当就行）

21:40按时上床睡觉（冬天不能蹬被子、夏天不能被蚊子咬）

21:40~5:50睡觉时间

生活有规律

◆ **动脉硬化**

动脉硬化是动脉的一种非炎症性病变是动脉管壁增厚、变硬，失去弹性和管腔狭小的退行性和增生性病变的总称常见的有：一是动脉粥样硬化；二是动脉中层钙化；三是小动脉硬化三种。动脉粥样硬化是动脉硬化中常见的类型，为心肌梗塞和脑梗塞的主要病因。

动脉硬化的预防，应该从多个方面下手，主要有以下方面：

（1）饮食治疗

①减少脂肪的摄取量：应少食"饱和脂肪酸"占有量较多的煎炸食物，及含"高胆固醇"食物的虾、肝肾和其他内脏蛋黄等。提倡每周至少吃2次鱼海产品：如海带、海鱼、海蜇、淡菜、紫菜等含有丰富的碘铁钙硒蛋白质和不饱和脂肪酸。

②摄盐量：每日摄盐量控制在5克以内，不食或少食甜食、奶油糖果或酸味饮料。多食粗粮，黑面包、糙米以及蚕豆、豌豆、胡萝卜、绿叶蔬菜和桃子、梨、苹果（最好带皮）等新鲜水果等含有人体所需要的全部营养成分，在不提高血液胆固醇的情况下供给人所需要的全部热量。

③吃饭要定时：两顿饭之间不要加小吃，如果非吃不可的话可吃些苹果、生胡萝卜、饼干或其他不提供脂肪含量的食品。

④不吸烟并防被动吸烟：烟草毒害心血管内皮细胞，损害内皮系统功能，可致心肌肥大、变厚，殃及正常的舒缩运动并可致"好"血脂HDL下降。

（2）运动治疗

⑤坚持适量的体力活动：体力活动量需根据原本身体情况而定，要循序渐进，不宜勉强作剧烈运动。每天最好坚持不短于30分钟的活动，可"一次性完成"或分3次进行每次10分钟的运动。依个体条件进行跳绳、保健体操、打太极拳、骑车、步行、修花剪草拖地干家务等不同类型的运动。

⑥释放压抑或紧张情绪：慢性忧郁或持续的紧张可刺激交感神经兴奋，易致心跳快速、血管收缩、血压上升、血流减少。因

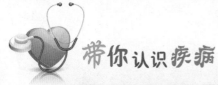

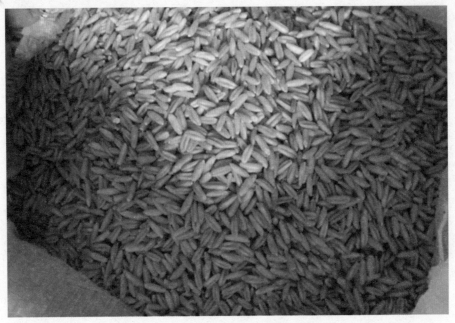

燕　麦

此，要放松身心，莫让重重心事缠身束脑，良好又充裕的睡眠可使呼吸及心跳趋缓也是心脏自我保护的良好措施。

（3）预防动脉硬化的常见食物

玉米、燕麦、大豆、甘薯、洋葱、大蒜、生姜、茄子、胡萝卜、韭菜、芹菜、山楂、茶叶菇类、藻类、牛奶、海鱼、蜜桔等。

（4）预防动脉硬化的几种中药

绞股蓝、首乌、桑寄生、葛根桑、白皮、黄连、钩藤、天麻、红花、野菊花、当归、白术、灵芝、三七、决明子、茵陈、山绿茶等。

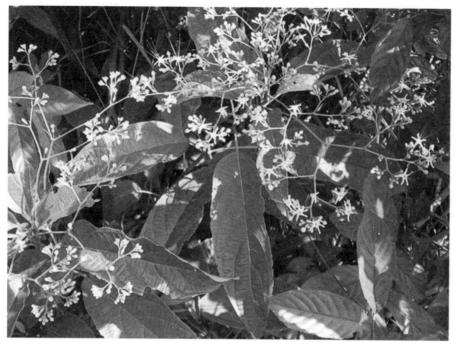

钩 藤

◆ **肋骨骨折**

肋骨骨折在胸部伤中约占61%～90%不同的外界暴力作用方式所造成的肋骨骨折病变可具有不同的特点：作用于胸部局限部位的直接暴力所引起的肋骨骨折，断端向内移位，可刺破肋间血管 胸膜和肺，产生血胸或气胸。间接暴力如胸部受到前后挤压时 骨折多在肋骨中段，断端向外移位，刺伤胸壁软组织 产生胸壁血肿。枪弹伤或弹片伤所致肋骨骨折常为粉碎性骨折。儿童肋骨富有弹性，不易折断，而对于成年人，尤其是老年人，肋骨弹性减弱，很容易引起骨折。

预防肋骨骨折主要包括以下几方面：

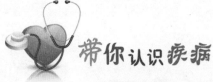

（1）饮食禁忌

①忌多吃肉骨头：若骨折后大量摄入肉骨头会促使骨质内无机质成分增高，导致骨质内有机质的比例失调，会对骨折的早期愈合产生阻碍作用。

②忌偏食：骨折患者常伴有局部水肿、充血、出血、肌肉组织损伤等情况，机体本身对这些有抵抗修复能力，而机体修复组织化瘀消肿主要是靠各种营养素。

③忌食不易消化的食物：骨折患者因固定石膏或夹板而活动受限制，加上伤处肿痛，精神忧虑，往往食欲不振，所以食物既要营养丰富，又要容易消化，多吃水果、蔬菜。

④忌少喝水：卧床的骨折患者行动十分不便，因此喝水少，以减少小便次数，这样患者活动少，肠蠕动减弱，容易引起大便秘结，所以卧床骨折患者想喝水就喝。

⑤忌过多食用白糖：大量摄取白糖后，将引起葡萄糖的急剧代谢，碱性的钙、镁、钠等离子便参加中和作用，以防止血液出现酸性。如此钙的大量消耗，将不利于骨折患者的康复。

（2）宜多吃蔬菜、蛋白质和富有维生素的饮食，可防止骨质疏松的发生和发展。骨折早期饮食宜清淡，以利于祛瘀消肿；后期应偏味重，选择合适的饮食调补肝肾，有利于骨折的愈合和功能的恢复。

（3）救治时，应该让病人呈半卧位休息，口服止痛片。骨折处贴伤温止痛膏、活血风寒膏等。病情严重者，应到医院治疗。如并发气胸血胸则采取相应治疗措施。

脑外科

◆ 脑中风

脑中风是一组以脑部缺血及出血性损伤症状为主要临床表现的疾病，又称脑卒中或脑血管意外，具有极高的病死率和致残率。主要分为出血性脑中风（脑出血或蛛网膜下腔出血）和缺血性脑中风（脑梗塞、脑血栓形成）两大类，以脑梗塞最为常见。脑中风发病急、病死率高，是世界上最重要的致死性疾病之一。

1. 脑中风引发其他疾病

（1）脑疝

脑血管病患者多数死于急性期，其原因大多是由于大量出血。脑中线结构移位或被破坏，全脑水肿形成脑疝，使脑干被挤压和移位，危及生命中枢所致。

国内报道脑出血合并脑疝死亡者占44.8%～50.1%，故及时有效地降低颅内压减轻脑水肿预防脑疝形成，是治疗成败的关键措施而当患者出现下列情况：频繁呕吐或抽搐；头痛剧烈或极度烦躁不安；呼吸及心率变慢血压升高；意识障碍逐渐加重；双侧瞳孔不等大则提示颅内压明显增高可能有脑疝形成应积极脱水或手术治疗。

（2）脑心综合征

当脑出血病变波及植物神经的高级中枢丘脑下部导致神经体液障碍时，也常引起心脑功能或器质性改变，称为脑心综合征。

脑心综合征常以两种形式出

现：其一是脑，心卒中即首先以脑出血起病，而后发生心血管病；其二是脑，心同时卒中即脑出血和心血管病同时或接近同时发生。但由于症状相互掩盖，常易造成误诊而影响治疗故在抢救过程中要高度重视，并应认真询问病史及仔细观察病人有无心功能不全的表现。若出现胸闷气短、紫绀等，肺底部有湿罗音心音低钝及心动过速等异常现象时，应及时作心电图检查，一旦出现心律紊乱和心电图改变在治疗脑出血的同时，应按器质性心脏病处理。

（3）膀胱及直肠功能障碍

轻型脑出血病人常因不习惯卧位排便而出现一时性"体位性尿潴留"及大便干结。严重病人，当病变波及半球运动中枢时常出现尿频及膀胱内压增高。如第三脑室受到

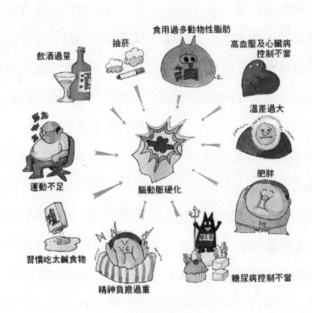

脑中风成因图

刺激，往往会出现直肠活动性增强导致高度排便亢进，患者便意频繁，但每次排便量较少如灰结节受损，可出现不自主排便。若全脑受损深度昏迷的病人，常出现二便失禁或尿潴留。

（4）肾功能衰竭及电解质紊乱

脑出血病人因昏迷或失语不能反应主观感觉，加之症状复杂，治疗矛盾较多；也常因频繁呕吐发烧、出汗、脱水剂的应用和补液不足而造成失水电解质紊乱及肾功能衰竭。有时因缺氧、饥饿、呼吸异常等导致酸中毒或偶然发生碱中毒。但上述病症在昏迷或合并感染的情况下常易被掩盖而被忽视，使病情日趋加重，故应注意观察当发现呼吸加深加快，心动过速，意识障碍加重血压下降，尿量减少或无尿，肢体及面部水肿或脱水等现象时要仔细寻找病因，及时作二氧化碳结合力、非蛋白氮血气分析及电解质定量测定等检查，发现异常时及时处理。

（5）中枢性体温调节障碍

当脑出血波及到丘脑下部及前部时散热机制被破坏，可引起持续性高热，体温常达40℃以上并可伴有无汗、肢冷、心动过速呼吸增快等症状。但白细胞一般多不增高，复方氨基比林阿斯匹林也不能使之下降，有时用巴比妥加冰枕降温有效，如不及时处理数小时可死亡。

（6）褥疮

脑血管病人常因偏瘫长期卧床不起，加之有些病人较胖，不易翻身护理骶尾部，内外踝、足跟髋部等骨突出部位，常因长期受压、血液循环障碍而导致局部营养不良发生褥疮。

2.脑中风病人呕吐时应采取下列措施：

（1）脸朝向一侧，让其吐出。

（2）抢救者用干净的手帕缠在手指上伸进口内清除呕吐物，以

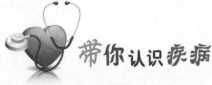
防堵塞气道。

（3）装有假牙者，要取出假牙。

（4）未得到医生许可，别让病人进食或饮水。

3．对脑中风病人切忌采取以下动作：

（1）摇晃；

（2）垫高枕头；

（3）前后弯动或捻头部；

（4）头部震动等。

4．对脑中风患者的急救措施：

（1）检查一下生命体征情况，如呼吸和心跳已经停止，要马上做心、肺复苏术。

（2）病人意识清楚，可让病人仰卧，头部略向后，以开通气道，不需垫枕头，并要盖上棉毯以保暖。

（3）失去意识的病人，应维持昏睡体位，以保持气道通畅，不要垫枕头。

（4）寒冷会引起血管收缩，所以要保持室温暖和，并注意室内空气流通。有大小便失禁者，应脱去病人裤子，垫上草纸等。

5．脑中风的预防

（1）控制高血压

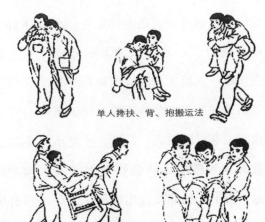

单人搀扶、背、抱搬运法

双人椅式、甲托式搬运法

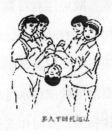

多人平时托运法

脑中风急救

要预防脑中风，首先就要把中风的危险因素尽可能降到最低。控制高血压是预防中风的重点。高血压病人要遵医嘱按时服用降压药物，有条件者最好每日测一次血压，特别是在调整降压药物阶段，以保持血压稳定。要保持情绪平稳，少做或不做易引起情绪激动的事，如打牌、搓麻将、看体育比赛转播等；饮食须清淡有节制，戒烟酒，保持大便通畅；适量活动，如散步、打太极拳等。

防治高脂血症和肥胖。建立健康的饮食习惯，多吃新鲜蔬菜和水果，少吃脂肪高的食物如肥肉和动物内脏等；适量运动增加热量消耗；服用降血脂药物。控制糖尿病与其他疾病如心脏病、脉管炎等。

（2）关注中风的先兆征象

一部分病人在中风发作前常有血压升高、波动，头痛头晕、手脚麻木无力等先兆，发现后要尽早采取措施加以控制。

（3）控制短暂性脑缺血发作

当病人有短暂性脑缺血发作先兆时，应让其安静休息，并积极治疗，防止其发展为脑血栓形成。

（4）气候因素的影响

季节与气候的变化会使高血压病人情绪不稳、血压波动，诱发中风，在这种时候更要防备中脑风的发生。

（5）药物预防脑中风

银杏可以减低中风后的脑部损伤程度，并达到保护脑部功能的目的。因为银杏具有丰富的抗氧化成份，可以有效的清除自由基，因此也许可以作为中风治疗的配合疗法。并且对于脑部血液流量不足或其它脑部血管疾病也有预防效果，但是千万需要注意的是，过高剂量的银杏并没有这种效果。

总之，中风的死亡率也有随年龄增长而上升的趋势，由于一直缺乏有效的治疗措施，目前认为预防是最好的措施，因此，加强对全民

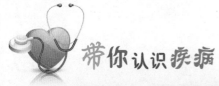
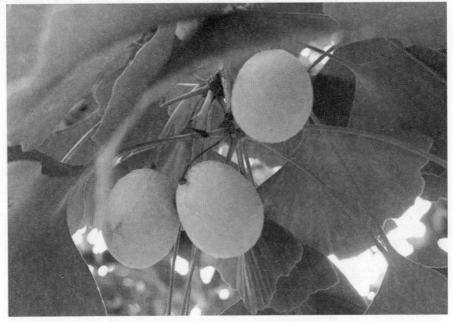

银杏果

普及脑中风的危险因素及先兆症状的教育，才会真正获得有效的防治效果。

◆ **脑血栓**

脑血栓形成是指在颅内外供应脑部的动脉血管壁发生病理性改变的基础上在血压偏低、血流缓慢的条件下，血液成分改变或血粘度增加等情况下，致使血管闭塞形成脑

血栓。脑血栓多发生于50岁以后，男性略多于女性。

1. 脑血栓的预防措施主要包括以下几个方面：

（1）生活起居

①饮食调整

按照多品种适量与平衡的饮食原则，安排好一日三餐的食物多吃对预防中风有益的食物。据报道牛奶、鱼肉、黄豆、豆豉、花生、大

蒜、洋葱、草莓等对预防血栓是有益的。

②饮水充足

每日正常饮水量应达2000～2500毫升，对老年人来说更要多饮水。因为老年人在不同程度上其血液具有浓粘聚凝的特点，多饮水有利于降低血粘度，减少脑血栓。多饮水有利于降低粘度减少脑血检形成的危险性。

③戒烟戒酒

要戒烟戒酒，限制食盐摄入

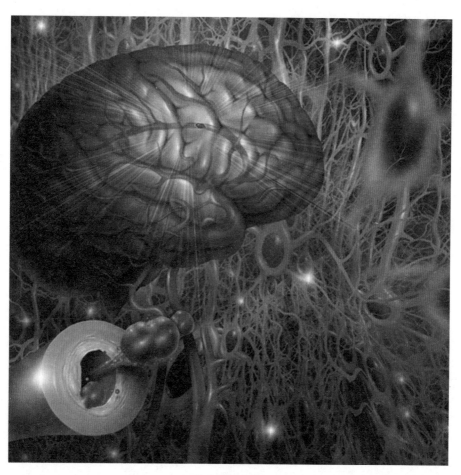

脑血栓及梗死

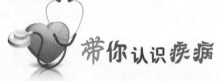

量，每天最好不超5克，同时饮食不要过肥腻。

④劳逸结合

用脑要适度，不要持续时间太长。60岁以下者用脑一小时应休息10分钟左右；60岁以上者用脑半小时应休息5~10分钟；以免过于疲劳而诱发脑中风。

⑤生活规律

老年人生理调节和适应机能减退，因此，老年人生活要有规律，因为生活无规律易使代谢紊乱，促进血栓形成。

⑥忌饭后就睡

饭后血液聚集于胃肠，以助消化器官之血供，而脑部血供相对减少，同时吃过饭就睡血压下降可使脑部血供进一步减少，血流缓慢易形成血栓，因此最好饭后半小时再睡。

⑦体位变化要缓慢

脑血栓形成往往发生于夜间，尤其是上厕所时，因为夜间本身血流缓慢加上起床时体位变化，易造成心脑供血不足，所以夜间临厕时一定清醒后，缓慢起床。其实平时做家务也要注意体位变化，不要太快以免引起脑部缺血。

⑧注意天气变化

老年人天气适应能力减弱，过冷过热皆可使血粘度增加，诱发脑中风。因此气温变化骤冷骤热时一定要采取相应防范措施。

⑨控制体重

通过运动消耗体内过多脂肪，以降低血脂，减少脑中风危险性。

⑩慎用药物

久服催眠药、镇静药、抗精神药、止血药、利尿药、清热药（如复方氨基比林）防哮喘药（如氨茶碱）可使脑中风机会增多。

（2）情志调养

情绪要稳定，经常保持乐观豁达愉快的心情。切忌狂喜暴怒、忧思悲痛，因为长期精神紧张、情绪波动易使神经体液调节机能紊乱，

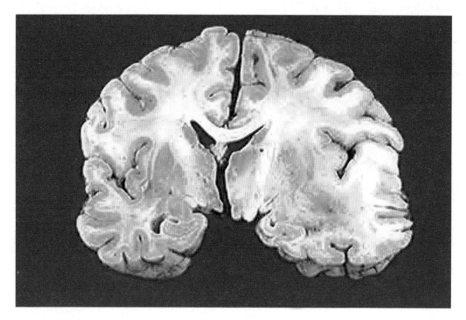

脑水肿

引起心脑血液循环紊乱而诱发脑中风。

（3）气功疗法

老年人存在脑血栓易患危险因素时，在未中风之前可以采取气功预防，主要有以下几种功法可供参考：升降调息功、中风导引功、导引静坐功、健脑功、舒筋活血功。

◆ **脑震荡**

脑震荡是最轻的一种脑损伤，是指头部遭受外力打击后，即刻发生短暂的脑功能障碍。病理改变无明显变化，发生机理至今仍有许多争论。临床表现为短暂性昏迷、近事遗忘以及头痛、恶心和呕吐等症状，神经系统检查无

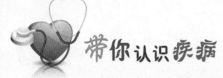

阳性体征发现。脑震荡经治疗后大多可以治愈。

1. 脑震荡的并发症

严重时可并发脑水肿、脑出血等。

2. 引起脑震荡的原因

过去人们一直认为，脑震荡仅仅是头部受外力打击后中枢神经系统的暂时性机能障碍，并无可见的器质性损害，在大体解剖和病理组织学上，均未发现病变所表现的一过性脑功能抑制可能与暴力所引起的脑细胞分子紊乱、神经传导阻滞，脑血循环调节障碍中间神经元受损以及中线脑室内脑脊液冲击波等因素有关。近代据神经系统电生理的研究认为：因脑干网状结构受损，影响上行性活化系统的功能才是引起意识障碍的重要因素。但是这些学说还不能满意地解释脑震荡的所有现象。

3. 脑震荡的临床表现及诊断

（1）意识障碍：程度较轻而时间短暂可以短至数秒钟或数分钟但不超过半小时。

（2）近事遗忘：清醒后对受伤当时情况，及受伤经过不能回忆，但对受伤前的事情能清楚地回忆。

（3）其他症状：常有头痛、头晕、恶心、厌食、呕吐、耳鸣、失眠、畏光、注意力不集中和反应迟钝等症状。

（4）神经系统检查无阳性体征。

4. 脑震荡的预防

脑震荡可根据伤后的症状和体征而诊断，由于脑损伤较轻，治疗上主要是对症处理，例如头痛者给予镇痛剂，呕吐明显而不能进食者给予输液，而且伤后早期宜安静休息，少思考问题和阅读报章，并注意减少对病人的不良刺激。经治疗数日或数周后，本病大多能治愈。由于本病可与颅内血肿合并存在，伤后最好留院观察和治疗一段时间

（5天左右），一旦发现颅内血肿即能及时诊断和治疗。对于回家的病人，亲人亲友应在1～2天内密切观察病人的意识状态，注意头痛、呕吐和躁动不安等症状，如病情恶化应立即到医院进行CT检查，从而明确诊断。

由于头部外伤脑组织受到损害，最初出现意识丧失，恢复后多有健忘、逆行性健忘、科尔撒科夫综合征、神经衰弱状态、性格变化等症状。对这种非肉眼所能见的脑组织变化称为脑震荡。部分脑组织受破坏者称为脑挫伤。脑震荡可能

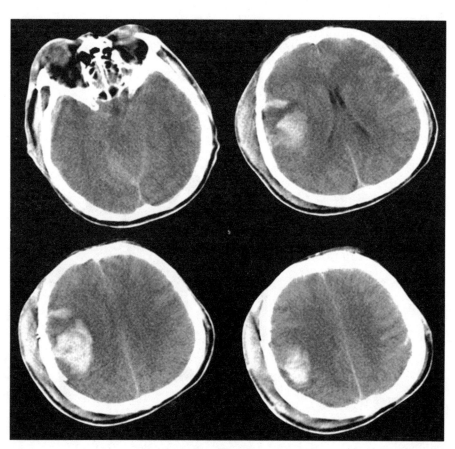

颅脑损伤

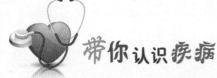

是脑组织全部功能障碍所致的特有症状。发病机理可以考虑是由于脑的血液循环障碍、蛛网膜下腔脑脊液循环和延髓的障碍。

常见的症状是头部受伤后，即刻发生一时性的神志恍惚或意识丧失，时间持续数秒至二、三十分钟不等，清醒后恢复正常，但对受伤时的情况及经过记忆不清。此外，还出现头痛、头晕及恶心、呕吐等。脑震荡是最轻的颅脑损伤，一般经卧床休息和对症治疗多可自愈。但在诊疗过程中，要注意是否合并较严重的脑挫裂伤和颅骨血肿等。因此，应密切观察病情，特别要注意脉搏、呼吸及神志的变化。必要时应作进一步检查，如腰脊穿刺、颅骨X光片、超声及CT等，以便即时作出诊断和相应治疗。

◆ 外伤后头痛

外伤后头痛是指各类头颅外伤后出现的头痛。它可以是一个独立的症状，也可以和其他症状同时存在，例如短时记忆力丧失、易疲劳、易怒、抑郁、挫折感、易激惹、失眠、性欲消失、头晕或眩晕等。

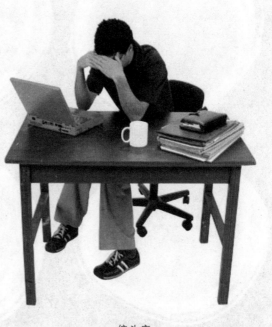

偏头痛

1. 外伤后头痛的临床表现

外伤后头痛的临床表现可以和任何一类头痛类似。但是最常见的是偏头痛、紧张型头痛或两者兼而有之的形式先兆性和无先兆头痛均可。见到大多数患者头痛均局限于整个的头颈部，甚至累及面部，绝大多数头痛为持续性，但是其疼痛强度可以随时发生变化，因为头部震动俯身举重下坠和受到声光刺激时头痛有加重的趋势，另外有时集中精力都会使头痛加重，有时头部受伤的同时颈部也受到损伤导致颈部和枕部，疼痛可随着颈部活动而导致头痛范围扩大或程度加重。

2. 常见的外伤后头痛类型

（1）头皮裂伤或脑挫裂伤后疤痕形成，刺激颅内外痛觉敏感结构而引起头痛。疼痛部位较局限，常伴局部皮肤痛觉过敏。

（2）外伤后自主神经功能异常性头痛可因外伤累及颈交感神经链，导致交感神经失去抑制而引起

头痛。病人叙述一侧额颞区的发作性头痛，伴同侧瞳孔改变（先扩大后缩小），眼睑下垂及面部多汗。服用心得安20毫克，1日3次对头痛有效。

（3）外伤后因颈肌持续收缩而出现头痛，和紧张性头痛相似常有精神因素参与。

（4）外伤后神经不稳定性头痛常见于脑震荡后遗症，除头痛外尚有头晕、耳鸣、失眠、注意力不集中，记忆力衰退，精神萎靡不振或情绪易激动等症状。神经系统无器质性损害证据。应耐心向病人作解释及作精神治疗，鼓励病人参加适当的文体活动。镇痛剂、镇静剂、理疗及普鲁卡因局封等治疗均可酌情选用。

3. 外伤后头痛的预防

（1）向患者简要介绍病情，做好心理护理，稳定患者情绪，头痛剧烈时可送就近医院就诊。

（2）病人一般应留院观察，

密切注意病人的意识，瞳孔血压呼吸脉搏及体温的变化，必要时可做颅内压监测，根据监测中所获得压力信息指导治疗。

（3）卧床休息，保持环境的清洁、安静、减少不必要的探视，以免造成不良刺激。注意防护，以免因头痛发生坠床或意外损伤。

（4）观察头痛的性质及程度。剧烈头痛、频繁呕吐常为急性颅内压增高的表现，应警惕脑疝的发生必要时应用镇静药。

◆ **挤压综合征**

挤压综合征是指四肢或躯干肌肉丰富部位，遭受重物长时间挤压，在解除压迫后，出现以肢体肿胀、肌红蛋白尿、高血钾为特

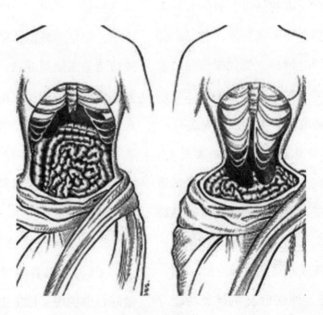

挤压内脏前后

点的急性肾功能衰竭。祖国医学称之为"压连伤"。筋膜间隔区压力升高，造成肌肉缺血坏死，形成肌红蛋白血症，而无肾功能衰竭，只能称为挤压伤或筋膜间隔区综合征。严重创伤亦可发生急性肾功能衰竭，如无肌肉缺血坏死、肌红蛋白尿和高血钾，则不能称为挤压综合征。

1. 挤压综合征的表现

（1）局部症状

由于皮肉受损、血离脉络、瘀血积聚、气血停滞、经络闭塞，局部出现疼痛，肢体肿胀，皮肤有压痕、变硬，皮下瘀血，皮肤张力增加，在受压皮肤周围有水泡形成。检查肢体血液循环状态时，值得注意的是如果肢体远端脉搏不减弱，肌肉组织仍有发生缺血坏死的危险。要注意检查肢体的肌肉和神经功能，主动活动与被动牵拉时可引起疼痛，对判断受累的筋膜间隔区肌群有所帮助。

（2）全身症状

由于内伤气血、经络、脏腑，患者出现头目晕沉，食欲不振，面色无华，胸闷腹胀，大便秘结等症状。积瘀化热可表现发热、面赤、尿黄、舌红、苔黄腻，脉频数等。严重者心悸、气急，甚至发生面色苍白、四肢厥冷，汗出如油等脱症（休克）。挤压综合征主要特征表现分述如下：

①休克：部分伤员早期可不出现休克，或休克期短而未发现。有些伤员因挤压伤强烈的神经刺激，广泛的组织破坏，大量的血容量丢失，可迅速产生休克，而且不断加重。

②肌红蛋白尿：这是诊断挤压综合征的一个重要条件。伤员在伤肢解除压力后，24小时内出现褐色尿或自述血尿，应该考虑肌红蛋白尿。肌红蛋白尿在血中和尿中的浓度，在伤肢减压后3～12小时达高峰，以后逐渐下降，1～2天后可自

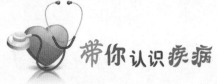

行转清。

③高血钾症：因为肌肉坏死，大量的细胞内钾进入循环，加之肾功能衰竭排钾困难，在少尿期血钾可以每日上升2毫摩尔/升，甚至在24小时内上升到致命水平。高血钾同时伴有高血磷、高血镁及低血钙，可以加重血钾对心肌抑制和毒性作用。

④酸中毒及氮质血症：肌肉缺血坏死以后，大量磷酸根、硫酸根等酸性物质释出，使体液pH值降低，致代谢性酸中毒。严重创伤后组织分解代谢旺盛，大量中间代谢产物积聚体内，非蛋白氮迅速升高，临床上可出现神志不清，呼吸深大，烦躁烦渴，恶心等酸中毒、尿毒症等一系列表现。应每日记出入量，经常测尿比重，若尿比重低于1.018以下者,是诊断主要指标。

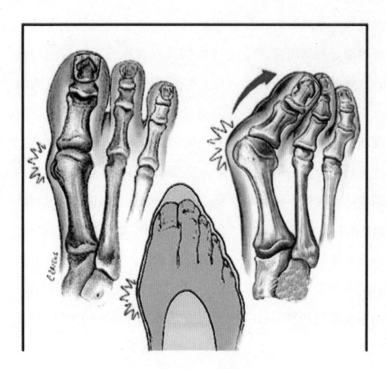

脚趾挤压

2. 挤压综合征的治疗

（1）全身治疗：主要是针对急性肾功能衰竭及高钾血症，以挽救病人生命。

（2）局部处理：受伤肢体解除压迫后，不论有无骨折，均应暂时固定，减少活动。对易发生筋膜间隔区综合征的部位，应严密观察，一旦发生则应按前述治疗方法处理，切开减压，改善血运，避免肌肉神经坏死。对不易发生筋膜间隔区综合征的部位（大腿、上臂及臀部），处理意见目前尚不一致。因这些地方的筋膜较薄弱，肌肉肿胀时可向外扩大，所以间隔区内压力并不太高，除原始压伤肌肉坏死外，进行性肌肉坏死很少。但行筋膜切开时，可敞开创口，使组织代谢产物的一部份由伤口渗出，从而减轻对肾的毒害与负担。当然却有伤口感染的危险。

3. 挤压综合症的预防

因为挤压综合症的死亡率较高，所以预防才是最为关键的。常见的预防措施有：

（1）伤后补乳酸林格氏液和胶体液：伤后尽快补充。如胶体液可用血浆或右旋糖酐。可按每1%受压面积输入胶体液80～100毫升，每受压1小时，每公斤体重补液3～4毫升，加24小时所需量1500毫升计算，为伤后第一天补液量，以后根据情况调整。但若以发生挤压综合征时，则不能按上述补液，并要控制输液量。

（2）碱化尿液：因挤压综合征常有酸中毒，所以早期即应用碱性药物以碱化尿液，预防酸中毒，防止肌红蛋白与酸性尿液作用后在肾小管中沉积。可口服碳酸氢钠液或静脉输入5%碳酸氢钠，每日给予25～30左右。

（3）利尿：当血压稳定之后，可进行利尿，使在肾实质受损害前，有较多的碱性尿液通过肾小管，增加肌红蛋白等有害物质

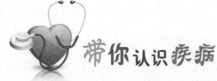
的排泄。可用20%甘露醇快速静脉输入，其高渗透压作用可使肾脏血流增加，使肾小球滤过率增加，肾小管保持充盈状态，减轻肾间质水肿，防止肾小管中凝集物沉淀，从而保护肾功能，所以宜早期应用。

（4）解除肾血管痉挛：挤压伤后，血液中肾素、组织胺等收缩血管物质浓度增加，使肾血管收缩痉挛。早期用甘露醇的同时可加血管扩张药以解除肾血管痉挛，增加肾血流。

（5）切开筋膜减压释放渗出物，改善循环：切口应在肌肉肿胀最严重部位，长达肿胀区之外不必探查深部。对于肌肉已坏死的肢体，一旦出现肌红蛋白尿或其他早期肾衰竭征

象，就果断截肢。

◆ **高血压脑病**

高血压脑病常见于高血压患者 由于动脉太突发急骤升高，导致脑小动脉痉挛或脑血管调节功能失控，产生严重脑水肿的一种急性脑血管疾病 高血压脑病的患者疼痛多较剧烈，多为深部的胀痛、炸裂样痛 常不同程度地伴有

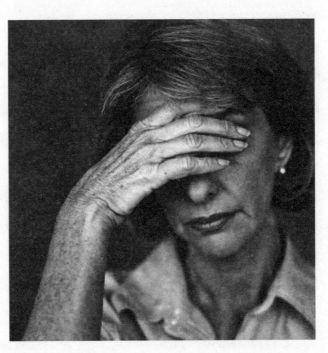

高血压脑病

呕吐、神经系统损害体征、抽搐意识障碍、精神异常以至生命体征的改变。

1. 高血压脑病的临床表现及诊断

高血压脑病急骤起病，病情发展非常迅速，尤其是肾功能损害者更容易发病。

（1）高血压脑病的发病年龄与病因有关

平均所有预约急性肾小球肾炎引起者多见于儿童或青年慢性胃癌，肾小球肾炎则以青少年及成年多见，子痫常见于年轻妇女，恶性高血压最多见。

（2）动脉压升高

原本血压已高者，在起病前，再度增高，舒张压达16千帕以上，平均动脉压常在20.0～26.7千帕之间。

（3）颅内压增高

颅内压增高是由脑水肿引起。患者剧烈头痛，喷射性呕吐，视乳头水肿，视网膜动脉痉挛并有火焰样出血和动脉痉挛以及绒毛状渗出物。

（4）意识障碍

可表现为嗜睡及至昏迷，精神错乱亦有发生。

（5）癫痫发作

可为全身性局限性发作，有的出现癫痫连续状态。

（6）阵发性呼吸困难

由于呼吸中枢血管痉挛，局部缺血及酸中毒所引起。

（7）其它脑机能障碍的症状

如失语、偏瘫等。

（8）头痛

常是高血压脑病的早期症状，多数为全头痛或额杭部疼痛明显，咳嗽、活动用力时头痛明显，伴有恶心、呕吐。当血压下降后头痛可得以缓解。

（9）脑水肿症状为主

大多数病人具有头痛、抽搐和意识障碍三大特征，谓之为高血压

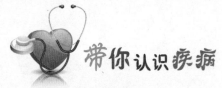

脑病三联征。

实验室检查可见：脑脊液压力增高（诊断已明确时禁作），细胞和蛋白含量也可增高。脑电图可见弥散慢波或/和癫痫性放电。颅脑CT扫描可见因脑水肿所致的弥漫性的白质密度降低。

2. 高血压脑病的预防

高血压脑病是一种非常危险的疾病，以脑部损害最为突出，必须及时抢救治疗。凡高血压者有血压急剧升高伴剧烈头痛，甚至有意识和神志改变者，均应立即到医院急救治疗。迅速将血压控制在安全范围、防止或减轻脑组织水肿与损伤是治疗的关键。此外在治疗过程中应避免血压下降过度而使脑、心、肾的血液灌注发生障碍。系统治疗高血压和原发病、避免过度劳累和精神刺激将有助于降低高血压脑病的发生。病情稳定后应逐步向常规抗高血压治疗过渡并坚持长期、正规治疗。

如果降压效果不好，或患者不按医嘱服药，使血压波动幅度过大，引起动脉反复痉挛，引起脑组织出血、水肿或动脉壁透明变性，形成夹层动脉瘤，引发脑出血。

同时，并不是高血压患者就会引起中风。相反，未按医生嘱咐服药，以及不正确的饮食、生活习惯等，才是致病的根源。比如：长时间的高血压，未作适当的降压治疗；虽然按时服药，血压仍长期在较高的水平；或间断降压治疗，血压时常突然增高；不注意气候情绪变化及身体过度疲劳等诱发因素的影响；过分降压往往因夜间血压过低而引起缺血性中风；此外，合并有糖尿病、高脂血症、肥胖等病更易引起中风的发生。

事实上，无论是轻型或中重型高血压患者，无论预防脑中风的首次发生还是再发生，也无论在缓解中风病程或减少致病性中风上，严格的降压治疗都是非常有益的。降压方法并不难掌握，只需耐心、认真和持之以恒。不妨把降压的注意事项抄录在显而易见的位置，遵照执行。

（1）严格控制血压在140／90毫米汞柱以下，年龄越小，控制越严，最好每天监测血压变化，至少每周测一次血压。

（2）坚持服用降压药物，不可随意停药，应按医嘱增减降压药物。

（3）24小时稳定控制血压，使血压波动较小，不可将血压降得过低。

（4）控制血糖、血脂、血粘度。

（5）减轻体重，达到正常标准。

（6）戒烟酒，要低盐低脂饮食。

（7）坚持有氧体育锻炼；如慢跑、游泳、骑车、练太极拳等。每天30分钟以上，每周至少5次。

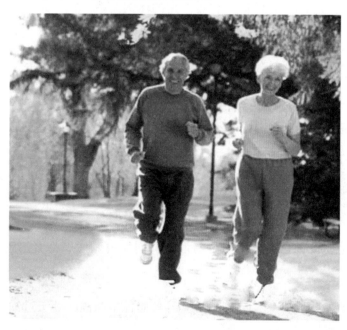

慢　跑

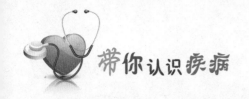

肝胆外科

◆ 胆结石

胆结石病又称胆系结石病或胆石症，是胆道系统的常见病，是胆囊结石、胆管结石（又分肝内、肝外）的总称。胆结石应以预防为主，发病后应即时治疗，一般有非手术及手术治疗两类治疗手段。

结石在胆囊内形成后可刺激胆囊粘膜，不仅可引起胆囊的慢性炎症，而且当结石嵌顿在胆囊颈部或胆囊管后还可以引起继发感染，导致胆囊的急性炎症。由于结石对胆囊粘膜的慢性刺激还可能导致胆囊癌的发生有报告此种胆囊癌的发生率可达1%～2%。

1. 胆结石的饮食疗法

胆囊结石形成的原因较为复杂，但胆汁中成分的改变，特别是胆盐与胆固醇在胆汁中含量的变化，是胆结石形成的一个重要因素。正常情况下，这二者在胆汁中保持一定的比例关系。胆固醇是溶解状态，随胆汁排出。如果胆盐过少，或者胆固醇过多，二者失去正常的比例关系，胆固醇便处于过饱和状态，胆汁中过多的胆固醇便沉淀下来，形成结石。

如同时胆囊还有炎症、蛔虫卵、坏死组织及胆色素者，结石就更易形成。而糖可刺激胰岛 β-细胞分泌胰岛素，胰岛素可使胆固醇增加，导致胆汁中胆固醇处于过饱和状态，促使胆结石形成。

经过对267名胆石症病人及600名健康人的饮食情况，进行调查分析，结果表明吃糖越多，胆结石发生率就越高。

因此，预防胆结石的发生，必须少食糖。同时，还要注意以下几点：

（1）要注意饮食卫生，避免寄生虫感染。

（2）宜进食低脂肪饮食，多食新鲜蔬菜、水果、可食猪瘦肉、鸡肉、鸭肉、蛋清。

（3）忌食油炸食物、动物脂肪及内脏，慎食蛋黄、鱼、甲壳类动物。

（4）忌烟酒及辛辣食物。

同时，饮食调理也能达到预防胆结石的目的。饮食治疗的目的是达到抑制结石的生成和缓解结石梗阻引起的疼痛。其原则是：

（1）热量供给要满足生理需要，但要防止超量，一般为1500～2400千卡。

（2）限制脂肪，避免刺激胆囊收缩以缓解疼痛。手术前后饮食中的脂肪应限制在20克左右，随病情好转可略为增加，以改善菜肴色香味而刺激食欲。忌用油腻、煎、炸以及脂肪多的食物，如肥猪肉、羊肉、填鸭、肥鹅、黄油、油酥点心、奶油蛋糕等。

2. 胆结石的预防

饮食调控是防止胆石症、胆囊癌发生的最理想预防方法。预防胆结石应注意饮食调节，膳食要多样，此外，生冷、油腻、高蛋白、刺激性食物及烈酒等易助湿生热，使胆汁淤积，也应该少食。

这也就从反方面提醒大家，虽然生活条件在不断的提高，亲朋好友间聚会也逐渐增多。不少人节日期间"吃大餐"机会多，吃大鱼大肉的频率也很高，暴饮与肥腻成了胆结石等结石病的主要诱因。一些经常忙应酬、过夜生活、长期出差的男性甚至会发生肾结石。专家认为，一般40岁左右的人体内都有不同程度的结石，但小结石一般可通过自身的排泄机能逐步排出，只要注意合理饮食，大多可避免结石的疼痛及手术之苦。

富含维生素A和维生素C的蔬菜和水果、鱼类及海产类食物则有助于清胆利湿、溶解结石，应该多吃。

还有，生活要有规律，经常参加体育活动、按时吃早餐、避免发胖、注意劳逸结合，同时，减少妊娠次数等也是非常重要的预防措施。每晚喝一杯牛奶或早餐进食一个煎鸡蛋，可以使胆囊定时收缩、排空，减少胆汁在胆囊中的停留时间。

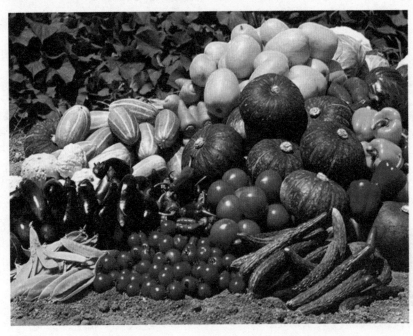

新鲜蔬菜

最近的研究还发现，坚果的摄取似乎能降低患胆结石的危险。健康饮食的脂肪来源，有大部分是来自于坚果类。

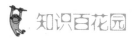知识百花园

胆结石的一些秘密

你知道吗？胆结石患病随年龄增加而增加，并且常见于女性。育龄妇女与同龄男性的患病比率超过3：1，而七十岁以后则下降到2：1。肥胖、怀孕、西化的饮食、全胃肠外营养等因素可增加胆结石的患病风险。另外，人种因素亦与发病相关，如美国西部印第安人患病率超过75%，是全球胆石最高发的人群。

1983～1985年对我国26个省市11342例胆石患者调查显示，胆结石的分布、类型与地域、饮食、职业、感染相关。在饮食习惯中，凡蛋白质、脂肪、或糖类其中任何一类吃得多者，其胆囊结石或胆固醇结石发病率较高，而普通饮食或蔬菜吃的多得则胆管结石和胆色素结石增高。城市胆管结石：胆道结石约为3～5：1，农村为15：1。职业中职员胆囊结石接近70%，胆管为20%；工人中胆囊结石接近60%，胆管为30%；农民中胆囊结石仅25%，胆管占65%。胆固醇结石73%在胆囊，17%在肝内外胆管；胆色素结石62%在肝内外胆管，27%在胆囊。

在美国，约有10%～20%的男子和20%～40%的女子患胆石症，后者每

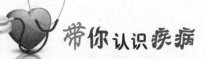

年造成约10000人死亡。因与胆石有关的疾病而每年都有50多万人的胆囊被切除，其费用超过60亿美元。

经过调查和研究，总结出的造成胆结石"重女轻男"的主要原因可能有：

（1）喜静少动。许多女性尤其是中年女性，往往呆在家里的时间多，运动和体力劳动少，天长日久其胆囊肌的收缩力必然下降，胆汁排空延迟，容易造成胆汁淤积，胆固醇结晶析出，为形成胆结石创造了条件。另外由于女性身体中雌激素水平高，会影响肝内葡萄糖醛酸胆红素的形成，使非结合胆红素增高，而雌激素又影响胆囊排空，引起胆汗淤滞，促发结石形成。绝经后用雌激素者，胆结石发病率明显增多。

（2）体质肥胖。许多女性平时爱吃高脂肪、高糖类、高胆固醇的饮品或零食，这一嗜好的直接成果就是身体发福，而肥胖是患胆结石的重要基础。研究表明，体重超过正常标准15%以上的人，胆结石发病率比正常人高5倍。40岁以上体胖女性，是胆结石最高发人群，此时，女性雌激素会使得胆固醇更多地聚集在胆汁中。

（3）不吃早餐。现代女性中不吃早餐的恐怕要比吃早餐的多，而长期不吃早餐会使胆汁浓度增加，有利于细菌繁殖，容易促进胆结石的形成。如果坚持吃早餐，可促进部分胆汁流出，降低一夜所贮存胆汁的黏稠度，降低患胆结石的危险。

（4）多次妊娠。女性在妊娠期间胆道功能容易出现紊乱，造成平滑肌收缩乏力，使胆囊内胆汁潴留，加之妊娠期血中胆固醇相对增高，容易发生沉淀，形成胆结石的机会则大大增加，而多产妇女发病率则更高。

（5）餐后零食。现在我国很多家庭可以见到这样的情形，一家人吃完晚饭后，悠闲地坐在沙发上，边吃零食边聊天边看电视。这种餐后坐着吃零食的习惯可能是我国胆结石发病率逐高的原因之一。当人呈一种蜷曲体位时，腹腔内压增大，胃肠道蠕动受限，不利于食物的消化吸收和胆汁排泄，饭后久坐妨碍胆汁酸的重吸收，致胆汁中胆固醇与胆汁酸比例失调，胆固醇易沉积下来。

◆ **药物性肝病**

药物性肝病简称药肝，是指由于药物或其代谢产物引起的肝脏损害和破坏。可以发生在以往没有肝病史的健康者或原来就有严重疾病的病人，在使用某种药物后，发生

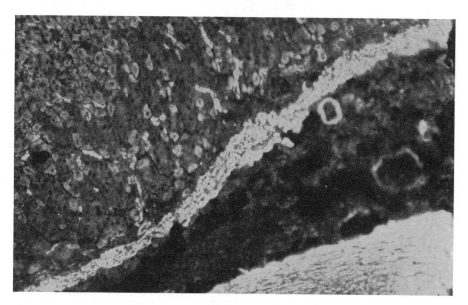

药物性肝病

程度不同的肝脏损害均称药肝。目前至少有600多种药物可引起药肝，其表现与人类各种肝病的表现相同可以表现为肝细胞坏死、胆汁淤积、细胞内微脂滴沉积或慢性肝炎肝硬化等。

1. 药物性肝病有的症状

药物性肝病的前驱症状，常有恶寒、发热、荨麻症样或麻疹样皮疹、瘙痒、关节痛或淋巴结肿痛。

严重者类似急性或亚急性肝坏死，发生出血倾向，腹水形成，肝昏迷以至死亡。

2. 药物性肝病的临床表现及诊断

药肝的诊断可根据服药史、血象、临床症状、肝功能试验、肝活活检以及停药的效应作出综合诊断。诊断药肝前应了解：

（1）用药史：任何一例肝病

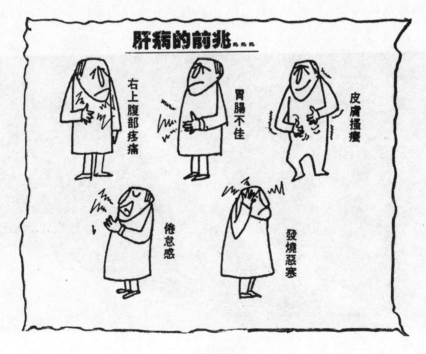

肝病原因

患者均必须询问发病前3个月内服过的药物，包括剂量、用药途径、持续时间及同时使用的其他药物；

（2）原来有无肝病，有无病毒性肝炎和其他原因肝病的证据；

（3）原发病是否有可能累及肝脏；

（4）以往有无药物过敏史或过敏性疾病史，除用药史外，发现任何有关的过敏反应如皮疹和嗜酸性粒细胞增多对诊断药肝是十分重要的。诊断药肝时应与以下疾病作鉴别诊断：病毒性肝炎、全身性细菌感染、术后肝内汁淤积、胆总管炎伴/或急性胰腺炎、胆管损害、充血性心力衰竭、慢性肝病肝功能恶化。

药物过敏反应所致的肝病诊断标准为：

（1）服药开始后1~4周，出现肝功能障碍；

（2）首发症状主要为发热、皮疹、皮肤搔痒和黄疸等；

（3）发病初期外周血嗜酸性细胞上升（达6％以上）或白细胞增加；

（4）药物敏感试验（淋巴细胞培养试验、皮肤试验）为阳性；

（5）偶然再次用药时可再引起肝病。具1、4或1、5者可以确诊；具1、2或1、3者可以拟诊。在疾病早期进行肝活检有助于鉴别病变类型和了解损程度。

3. 药物性肝病的预防

对药物性肝损伤发延误及时治疗，病死率可高达10％左右。如能及时诊治，一般预后良好。

（1）一级预防：对既往有药物过敏史或过敏体质的病人，用药时要特别注意。对有药物性肝损害病史的病人，避免再度给予相同或化学结构相似的药物。对肝、肾病患者，营养障碍者，药物的使用和剂量应慎重考虑。

（2）二级预防：病人在用药期间，特别注意监测血象，肝、肾功能。监视药物的副作用。

（3）三级预防：停用可能引起药肝的药物。给予护肝和非特异性解毒治疗，防止肝功能衰竭和肝性脑病。危险因素及干预措施：病人一旦出现发热、黄疸、纳差、乏力和血清转氨酶升高，立即停用有关药物。让患者卧床休息，合理营养，保证热量，维生素供给。给予护理和非特异性解毒治疗。严重肝损害和明显胆汁淤积者，可给予促肝细胞生长素和思美泰治疗。合并肝性脑病者，给予精氨酸和六合氨基酸治疗。

4. 避免中草药引发药物性伤肝

人们通常认为中草药比较安全可靠，使用起来也一般无所顾忌。然而，事实上历代本草、医

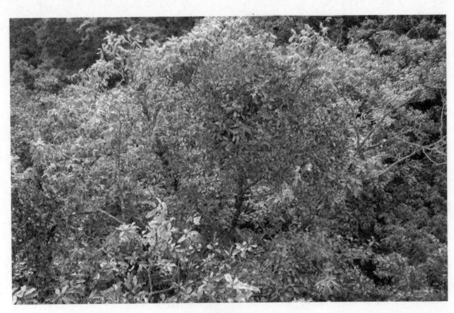

桑寄生

书对中草药的毒副反应均有明确的论述，现代研究更是对一些中草药对肝脏的毒性作用方面有了更清晰的认识。

常见的可引起药物性肝病的中药种类有以下：

（1）致一般性肝损害，如长期或超量服用姜半夏、蒲黄、桑寄生、山慈姑等可出现肝区不适、疼痛、肝功能异常。

（2）致中毒性肝损害，如超量服用川楝子、黄药子、蓖麻子、雷公藤煎剂，可致中毒性肝炎。

（3）致肝病性黄疸，如长期服用大黄或静脉滴注四季青注射液，会干扰胆红素代谢途径，导致黄疸。

（4）诱发肝脏肿瘤，如土荆

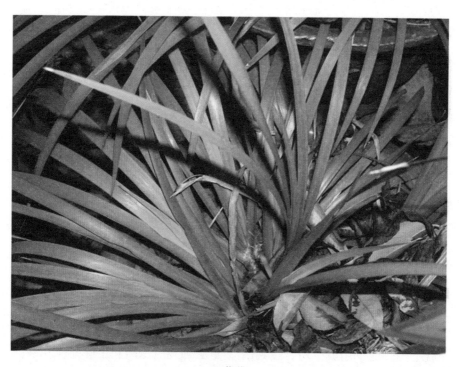

石菖蒲

芥、石菖蒲、八角茴香、花椒、蜂头茶、千里光等中草药里含黄樟醚；青木香、木通、硝石、朱砂等含有硝基化合物，均可诱发肝癌。

会可引起肝损害的中成药包括：壮骨关节丸、疳积散、克银丸、消银片（丸）、增生平、润肤丸、昆明山海棠、银屑散、六神丸、疏风定痛丸、湿毒清、消癣宁、防风通圣丸、血毒丸、除湿丸、龙蛇追风胶囊、壮骨伸筋胶囊、养血伸筋胶囊、九分散、追风透骨丸、骨仙片、甲亢宁胶囊、妇康片、化瘀丸、养血生发胶囊、首乌片、双黄连口服液、银翘片、复方甘露饮、牛黄解毒片、葛根汤、麻杏石甘汤等。

以上药物大部分都是生活中的常用药，普通人由于肝功能正常，常规剂量下可以正常使用。但如果您是肝病患者，这些药物最好能不用就不用，能少用就少用，达到治疗目的后，应及时停药。

如果在服用了上述药物几天或一周后出现乏力、恶心、食欲不振、尿黄、眼黄等异常症状，应及时到正规医院化验检查肝功能。一旦确诊为药物性肝损害，应该补充足够的热量、水分和维生素，或酌情应用甘草酸制剂、还原性谷胱甘肽、水飞蓟素等保肝药物。

◆ 肝损伤

肝脏是腹腔内最大的实质性器官担负人体的重要生理功能。肝细胞对缺氧的耐受力较差，故有肝动脉和门静脉提供丰富的血液供应并有大小胆管与血管伴行输送胆汁。它位于右上腹的深部，有下胸壁和膈肌的保护 但由于肝脏体积大，质地脆，一旦遭受暴力容易损伤发生腹腔内出血或胆汁泄漏，引起出血性休克或胆汁性腹膜炎，后果严重必须及时诊断和正确处理。

1. 肝损伤的临床表现及诊断

开放性损伤可根据伤口的位置、伤道的深浅与方向诊断。诊断肝损伤大多没有困难。闭合性真性肝裂伤有明显腹腔内出血和腹膜刺激征的诊断也不难。唯对包膜下肝裂伤包膜下血肿和中央型裂伤症状与体征不明显时诊断肝裂伤可能有困难，必须结合伤情和临床表现作综合分析并密切观察生命体征和腹部体征的变化。

肝损伤的临床表现主要是腹腔内出血和血液、胆汁引起的腹膜刺激征，按损伤类型和严重程度而有所差异，主要分为：

（1）真性肝裂伤

轻微损伤出血量少并能自止，腹部体征也较轻。严重损伤有大量出血而致休克。病人面色苍白、手足厥冷、出冷汗、脉搏细速，继而血压下降。如合并胆管断裂，则胆汁和血液刺激腹膜，引起腹痛、腹肌紧张、压痛和反跳痛。有时胆汁刺激膈肌出现呃逆和肩部牵涉痛。

（2）肝包膜下裂伤

多数有包膜下血肿。受伤不重时临床表现不典型，仅有肝区或右上腹胀痛，右上腹压痛，

肝区叩痛，有时可扪及有触痛的肝脏。无出血性休克和明显的腹膜刺激征。若继发感染则形成脓肿。由于继续出血，包膜下血肿逐渐增大，张力增高，经数小时或数日后可破裂，出现真性肝裂伤的一系列症状和体征。

（3）中央型肝裂伤

在深部形成血肿，症状表现也不典型。如同时有肝内胆管裂伤，血液流入胆道和十二指肠，表现为阵发性胆绞痛和上消化道出血。

2. 肝损伤的预防

肝损伤大部分是由于遭受外界暴力而致，尚无有效预防措施，日常工作及生活中应尽量避免外界暴

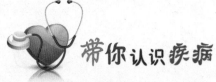

力的打击。

肝损伤重在预防，应注意下列各点：

（1）每个患者在药物治疗期间，特别是用新药治疗时，要注意监视各种药物的不良反应，并定期测定血、尿常规和肝、肾功能。

（2）对既往有药物过敏史或过敏体质的患者，用药时应特别注意。

（3）对肝、肾病患者，新生儿和营养障碍者，药物的使用剂量应审慎。

（4）一但出现肝功能异常或黄疸，应终止治疗。

（5）对有药物性肝损害史者，应避免再服相同或化学结构相似的药物。最伤肝的常用药物：

抗结核药物：利福平、异烟肼、乙胺丁醇等；

抗肿瘤药物：环磷酰胺、甲氨蝶呤、卡铂、顺铂等；

调降血脂类：他汀类（阿托伐他汀、洛伐他汀）、非诺贝特、氯贝丁酯、烟酸等；

类固醇激素：雌激素类药物、口服避孕药、雄性同化激素等；

心血管药物：胺碘酮、华法令、钙离子拮抗剂等；

抗风湿药物：消炎痛、芬布芬、阿司匹林、吲哚美辛等；

抗生素：氯霉素、罗红霉素、酮康唑、青霉素类、磺胺类等；

抗过敏药物：异丙嗪（非那根）、氯苯那敏（扑尔敏）、氯雷他定（开瑞坦）等；

抗溃疡药物：西咪替丁、雷尼替丁、法莫替丁等；

治发烧的药物：百服宁；

抗真菌的药物：达克宁（口服）；

中药类：治疗恶性肿瘤、子宫肌瘤、皮肤病及用于排石及减肥等的复方中药（主要是含有黄药子、

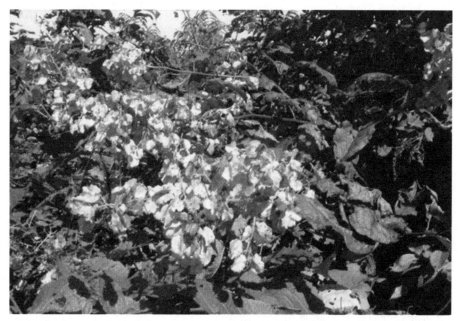

雷公藤

苍耳子、川楝子、雷公藤、贯众等）。

另外，肝损伤的常见病因是饮酒过多、熬夜过劳、环境污染等而形成酒精肝、脂肪肝等，所以饮食调节也应从这几方面着手。

（1）肝损伤患者应绝对忌酒：肝损伤患者应尽量饮用低度酒或不含酒精的饮料，如原有基础肝病史则更应绝对忌酒。

（2）肝损伤患者应注意调整饮食结构：肝损伤患者提倡高蛋白质、高维生素、低糖、低脂肪饮食。不吃或少吃动物性脂肪、甜食（包括含糖饮料）；多吃青菜、水果和富含纤维素的食物，以及高蛋白质的瘦肉、河鱼、豆制品等；不吃零食，睡前不加餐。此外饮食平衡食物中的蛋白质、碳水化合物、脂肪、维

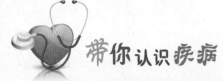

生素、矿物质等要保持相应的比例，保持五味不偏，尽量少吃辛辣食品，不暴饮暴食或饥饱不匀。

（3）肝损伤患者应及时补充维生素B、维生素A、维生素C、维生素K及叶酸等。饮酒过多之所以会导致肝脏损伤，多是由体内缺乏B类维生素所致，充足的B类维生素补给，可有效治疗酒精性肝炎和脂肪肝等肝脏疾病。因此肝脏已出现问题和已感到酒精危害的人群，应尽量多地摄取B类维生素。

（4）肝损伤患者应及时补充一些人体不可或缺的物质，如微生态活菌、矿物质等有利于维持肝脏健康的微量元素。微生态活菌可抑制革兰氏隐性细菌繁殖，降低肠源性内毒素水平，有助肝脏排毒，从而降低血氨，缓解体力疲劳，还可促进肠道有益菌增殖，改善肠功能紊乱等亚健康状况；矿物质可维持

身体组织器官与脏器的代谢，有助身体健康，如缺乏钾和钠，易引起高血压和动脉硬化症。

除饮食调节外，肝损伤患者还应注意休息、保持心情舒畅并结合适量的户外运动。适量运动如散步、踏青、打球、打太极拳等，既可使人体气血通畅，又可怡情养肝，从而达到强身健体、护肝保健的目的。

◆ **急性胆囊炎**

急性胆囊炎是一种常见病，是胆囊发生的急性化学性和细菌性炎症。约95%的病人合并有胆囊结石，称为结石性胆囊炎；5%的病人未合并胆囊结石，称为非结石性胆囊炎。急性胆囊炎的典型表现是进食油腻食物后，右上腹强烈绞痛，阵发性严重，常伴有右肩背部痛、恶心、呕吐、发热寒战等等，严重时还有全身黄疸。

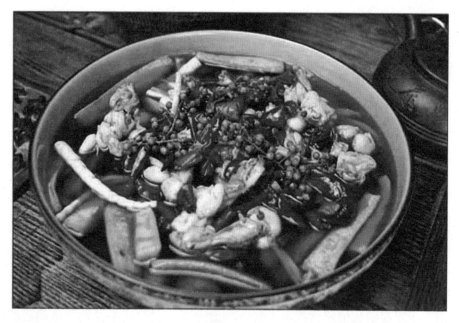

麻辣食物

1. 急性胆囊炎临床表现

（1）突发性右上腹持续性绞痛，向右肩胛下区放射，伴有恶心、呕吐；

（2）发冷、发热、纳差、腹胀；

（3）10%病人可有轻度黄疸；

（4）过去曾有类似病史，脂餐饮食易诱发。胆囊结石引起者，夜间发病为一特点；

（5）右上腹肌紧张，压痛或反跳痛，莫菲征阳性。30%～50%病人可触及肿大胆囊有压痛。

2. 急性胆囊炎的病因

（1）胆囊结石或蛔虫阻塞胆囊管；

（2）致病细菌侵入；

（3）化学刺激等。

以上这些因素引起胆囊管梗阻胆囊内压升高，胆囊粘膜层充血、

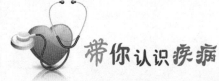
水肿渗出增多，此时为急性单纯性胆囊炎；进一步胆囊全层炎症产生脓液，便发展为急性化脓性胆囊炎；如果不及时治疗，胆囊壁可能会坏死，穿孔胆汁流入腹腔导致胆汁性腹膜炎。

3. 急性胆囊炎的预防

胆囊炎在急性发作期，忌食油炸、煎的食物，忌食蛋类、肉汤及饮酒；进食应限于低脂肪、低蛋白、少量易消化的流食或半流食，随着病症的消退可逐渐加入少量脂肪及蛋白食物，如瘦肉、鱼、蛋、奶和水果及鲜菜等。应禁食一切脂肪和刺激性的食物。待病情逐渐缓解可给低脂肪半流食或低脂肪软饭，少食多餐，并继续限制含脂肪多的食物。

胆囊就是普通所说的苦胆，形状像梨，它是贮存和浓缩胆汁的脏器。人们在吃进食物以后，通过神经反射，使胆囊收缩，把胆汁通过胆道流入十二指肠，促进脂肪的消化和吸收。

如果身体过于肥胖，或是有代谢紊乱、神经内分泌调节障碍、胆结石等，胆汁就不容易从胆囊流出而滞留在胆囊里，胆汁里的水分逐渐被吸收，使胆盐浓度增高，而胆盐会刺激胆囊黏膜发炎。

泌尿外科

泌尿外科，主要治疗范围有：各种尿结石和复杂性肾结石；肾脏和膀胱肿瘤；前列腺增生和前列腺炎；睾丸附睾的炎症和肿瘤；睾丸精索鞘膜积液；各种泌尿系损伤；泌尿系先天性畸形如尿道下裂、隐睾、肾盂输尿管连接部狭窄所导致的肾积水等等。

◆ 血 尿

正常的尿液含有极少量的红细胞，未经离心的尿液在显微镜下每个高倍视野可有红细胞0～2个，如果超过此数，即为血尿。具体讲则是：指尿液中红细胞≥3个/HP，离心尿红细胞＞5个/HP，或12小时尿Addis计数＞50万个，是小儿常见的泌尿系统症状。原因有泌尿系炎症、结核、结石或肿瘤、外伤、药物等，对机体影响甚为悬殊。

1. 血尿的确诊

发现血尿时首先应确定是否为真性血尿，即排除某些原因引起的假性血尿和红颜色尿，前者如由于月经、痔出血或尿道口附近疾患产生出血混到尿液中所致；后者如接触某些颜料或内服利福平等药物以及某些毒物（酚、一氧化碳、氯仿、蛇毒）、药物（磺胺、奎宁），挤压伤、烧伤、疟疾、错型输血等原因所致的血红蛋白尿或肌红蛋白尿。而一过性血尿可由花粉、化学物质或药物过敏引起，月经期、剧烈运动后、病毒感染亦可发生，一般无重要意义，当排除上述各种情况，并作多次检查均为血尿时才应重视，通过病史、体检、化验室检查和其他辅助检查作出诊断。确定了为真性血尿后，应进行血尿的定位诊断，区分血尿来自肾实质还是来自尿路：

（1）如在尿沉渣中发现管型，特别是红细胞管型，表示出血来自肾实质；

（2）血尿伴有较严重的蛋白尿几乎都是肾小球性血尿的征象；

（3）如尿中能发现含有免疫球蛋白的管型则多为肾实质性出血；

（4）肾小球疾患导致的血

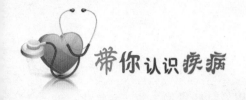
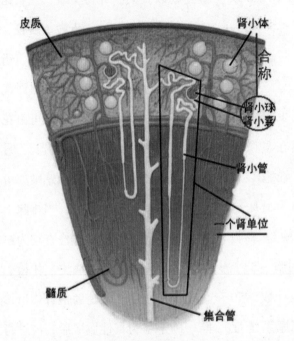

皮质　　　　　　　　　　　肾小体

合称

肾小球
肾小囊

肾小管

一个肾单位

髓质

集合管　　　　　　　　　　肾小球

尿，其红细胞绝大部分是畸形的，其形态各异，大小明显差异，而非肾小球性血尿，其红细胞绝大多数大小正常，仅少部分为畸形红细胞。非肾小球性血尿的病因十分复杂，应特别警惕泌尿生殖系统的恶性肿瘤。两类血尿对症治疗原则也是相反的，肾小球性血尿常须抗凝、抗栓、抗血小板聚集或活血化瘀治疗，而非肾小球性血尿常须应用止血疗法。

2. 血尿的预防

（1）平时养成多饮水习惯（磁化水）；

（2）少抽烟或不抽烟，少吃刺激性食物。忌服腥辣水产品，

（虾蟹）辣椒、蒜、生葱、香菜、狗肉、马肉、驴肉等；

（3）积极治疗泌尿系统的炎症结石等疾病；

（4）做好染料橡胶塑料等工具生产中的防护保健工作；

（5）在平时生活工作中，不让膀胱经常有高度充盈，感觉有尿就立即去排尿，以减少尿液在膀胱存留时间过长，预防血尿；

（6）注意劳逸结合，避免剧烈运动。

◆ **肾结石**

肾结石多数位于肾盂肾盏内肾实质结石少见。平片显示肾区有单个或多个圆形、卵圆形或钝三角形致密影密度高而均匀。边缘多光滑，但也有不光滑呈桑椹状。

1. **肾结石的治疗**

（1）对症治疗：解痉、止痛、补液、抗炎、中药治疗；

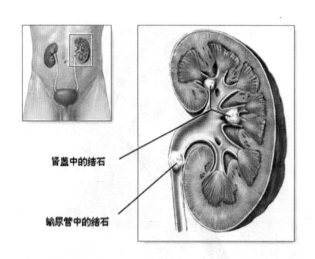

肾盏中的结石

输尿管中的结石

肾结石

（2）排石治疗：结石直径＜1.0厘米，肾功能好，无合并感染，病程短，能活动的患者选用；

（3）溶石治疗：服用药物，大量饮水，调节尿液ph值，控制饮食种类等方法。适合于尿酸盐及胱氨酸结石；

（4）体外震波碎石术；

（5）经皮肾镜取石碎石术；

（6）手术治疗：根据不同病情选用肾盂切开取石术，肾实质切开取石术，肾部分切除术，肾切除术，肾造瘘术和体外肾切开取石术等。

2. 肾结石的预防

肾病有"富贵病"的称号。因为洗肾、换肾各类大小治疗、手术费用，加起来是令人吃不消的，可恨的是它往往爱缠上贫穷的一群人。如果不想被它缠上，预防是唯

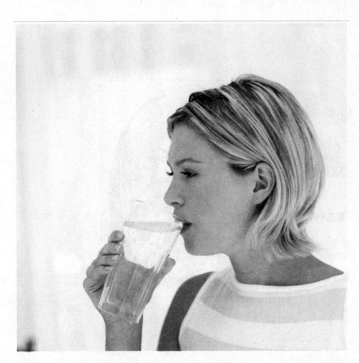

多喝水预防肾结石

一的方法。

肾病虽可怕，但仍可以预防，降低肾病的发生率：

（1）多喝水

一天至少要喝二至三公升的白开水，因为多喝水、多排尿，有助于冲淡体内及肾脏堆积的毒素，对肾脏有保护作用。

（2）勿随意服用止痛药物

根据研究显示，不少肾脏病患者有肾病问题，主要是肾内留有止痛药所导致。

（3）多运动

多参加体育锻炼，可以控制血压、体重和血糖，以减轻肾脏的负担。

（4）摄取低盐食物

盐分会使血液浓缩，进而加重肾脏的运作功能，因此，要少摄取盐分。

◆ 前列腺炎

前列腺炎是指前列腺特异性和非特异感染所致的急慢性炎症，从而引起的全身或局部症状。前列腺炎可分为非特异性细菌性前列腺炎、特发性细菌性前列腺炎（又称前列腺病）、特异性前列腺炎（由淋球菌、结核菌、真菌、寄生虫等引起）、非特异性肉芽肿性前列腺炎、其它病原体（如病毒、支原体、衣原体等）引起的前列腺炎、前列腺充血和前列腺痛。

1. 前列腺炎的症状

前列腺炎症状多样，轻重也各有不同，有些没有任何症状，有些则浑身不适。常见的症状一般有以下几个方面：

（1）排尿不适：可出现膀胱刺激症，如尿频、排尿时尿道灼热、疼痛并放射到阴茎头部。清晨尿道口可有粘液等分泌物，还可出现排尿困难的感觉。

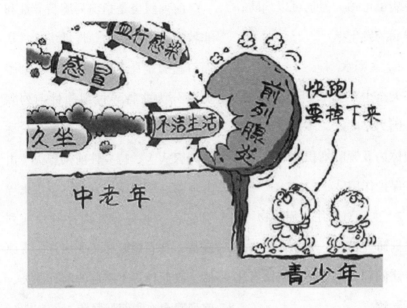

前列腺炎引发原因

（2）局部症状：后尿道、会阴和肛门处坠胀不适感，下蹲、大便及长时间坐在椅凳上胀痛加重。

（3）放射性疼痛：慢性前列腺炎的疼痛并不止局限在尿道和会阴，还会向其附近放射，以下腰痛最为多见。另外，阴茎、精索、睾丸阴囊、小腹、腹股沟区（大腿根部）、大腿、直肠等处均可受累。

需要指出的是，慢性前列腺炎引起的腰痛在下腰部，与骨科原因的腰痛如肌筋膜炎、腰肌劳损等虽易混淆，但后者多在系皮带处附近，较前列腺炎引起的腰痛位置偏高，可以鉴别。

（4）性功能障碍：慢性前列腺炎可引起性欲减退和射精痛、射精过早等症，并影响精液质量，在

78

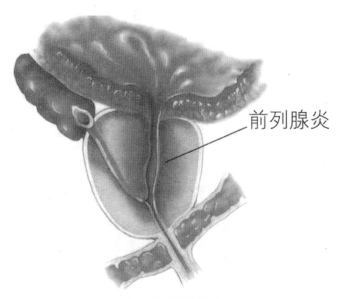

前列腺炎

前列腺炎症状

排尿后或大便时还可以出现尿道口流白，合并精囊炎时可出现血精。

（5）其它症状：慢性前列腺炎可合并神经衰弱症，表现出乏力、头晕、失眠等；长期持久的前列腺炎症甚至可引起身体的变态反应，出现结膜炎、关节炎等病变。

2. 前列腺炎的预防与保养

（1）多饮水

多饮水就会多排尿，浓度高的尿液会对前列腺产生一些刺激，长期不良的刺激对前列腺有害。多饮水不仅可以稀释血液，还可有效稀释尿液的浓度。

（2）不憋尿

一旦膀胱充盈有尿意，就应小便，憋尿对膀胱和前列腺不利。在乘长途汽车之前，应先排空小便再乘车，途中若小便急则应向司机打招呼，下车排尿，千万不要憋尿。

（3）节制性生活

预防前列腺肥大，需要从青壮

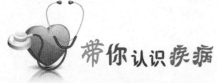

年起开始注意，关键是性生活要适度，不纵欲也不要禁欲。性生活频繁会使前列腺长期处于充血状态，以至引起前列腺增大。因此尤其是要在性欲比较旺盛的青年时期，注意节制性生活，避免前列腺反复充血，给予前列腺充分恢复和修整的时间。当然，过分禁欲会引起胀满不适感，同样对前列腺也不利。

（4）多放松

生活压力可能会增加前列腺肿大的机会。临床显示：当生活压力减缓时，前列腺症状会得到舒缓，因而平时应尽量保持放松的状态。

（5）洗温水澡

洗温水澡可以舒解肌肉与前列腺的紧张，减缓不适症状，经常洗温水澡无疑对前列腺病患者十分有益。如果每天用温水坐浴会阴部1~2次，同样可以收到良好效果。

（6）保持清洁

男性的阴囊伸缩性大，分泌汗液较多，加之阴部通风差，容易藏污纳垢，局部细菌常会乘虚而入，这样就会导致前列腺炎、前列腺肥大、性功能下降，若不及时注意还会发生严重感染。因此，坚持清洗阴部是预防前列腺炎的一个重要环节。另外，每次同房都应该坚持冲洗外生殖器。

（7）防止受寒

不要久坐在凉石上，因为寒冷可以使交感神经兴奋增强，导致尿道内压增加而引起逆流。

（8）避免磨擦

会阴部磨擦会加重前列腺的病状，让患者明显不适，为了防止局部有害的磨擦，应尽量少骑自行车，更不要长时间或长距离地骑自行车或摩托车。

（9）调节生活

应尽量少饮酒，少吃辣椒、生姜等辛辣刺激性强的食品，以避免使前列腺及膀胱颈反复充血、加重局部胀痛的感觉。由于大便秘结可能加重前列腺坠胀的症状，所以平时宜多吃蔬菜水果，减少便秘的发生，必要时用麻仁丸类润肠通便的药物帮助排大便。

骨　科

骨科疾病是常见病之一，骨科主要是研究骨骼肌肉系统的解剖、生理与病理，运用药物、手术及物理方法保持和发展这一系统的正常形态与功能。

随着时代和社会的变更，骨科伤病谱有了明显的变化。例如，骨关节结核、骨髓炎、小儿麻痹症等疾病明显减少，交通事故引起的创伤明显增多。骨科伤病谱的变化，这就需要骨科与时俱进，适应社会的需要。

◆ 风湿性关节炎

风湿性关节炎属变态反应性疾病，是风湿热的主要表现之一。风湿性关节炎经常以急性发热及关节疼痛起病典型，表现是轻度或中度发热，游走性多关节炎，受累关节多为膝踝、肩、肘腕等大关节，常见由一个关节转移至另一个关节，病变局部呈现红肿、灼热、剧痛部分病人也有几个关节同时发病，不典型的病人仅有关节疼痛而无其他炎症表现，急性炎症一般于2至4周消退不留后遗症，但是经常反复发作。若风湿活动影响心脏则可能发

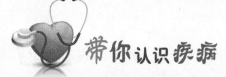

生心肌炎甚至遗留心脏瓣膜病变。

1. 风湿性关节炎的症状

风湿热是由A组乙型溶血性链球菌感染所致的全身变态反应性疾病，疾病初期时常有丹毒等感染病史。风湿热起病急，且多见于青少年。风湿性关节炎可侵犯心脏，引起风湿性心脏病，并有发热、皮下结节和皮疹等表现。

风湿性关节炎有两个特征：一是关节红、肿、热、痛明显，不能活动，发病部位常常是膝、髋、踝等下肢大关节，其次是肩、肘、腕关节，手足的小关节少见；二是疼痛游走不定，一段时间是这个关节发作，一段时间是那个关节不适，但疼痛持续时间不长，几天就可消退。血化验血沉加快，抗"O"滴

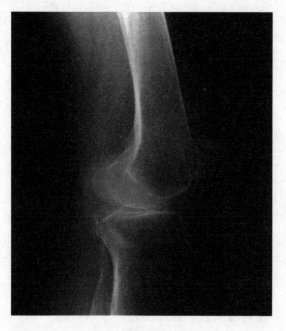
风湿性关节炎光片

度升高，类风湿因子阴性。治愈后很少复发，关节不留畸形，有的病人可遗留心脏病变。

（1）晨僵患者晨起或休息较长时间后，关节呈胶粘样僵硬感，活动后方能缓解或消失。晨僵在类风湿关节炎中最为突出，可以持续数小时，在其他关节炎则持续时间较短。

（2）关节肿胀和压痛往往出

现在有疼痛的关节，是滑膜炎或围软组织炎的体征，其程度因炎症轻重不同而异。可由关节腔积液或滑膜肥厚所致。骨性增生性肥大则多见於骨性关节炎。

（3）关节畸形和功能障碍指关节丧失其正常的外形和活动范围受到限制，如膝不能完全伸直，手的掌指关节有尺侧偏斜，关节半脱位等。这些改变都与软骨和骨遭破坏有关。在类风湿关节炎常见。

2. 风湿性关节炎的预防

风湿性关节炎完全能通过预防达到少发或者不发的目的。通过下面的措施能起到很好的效果。

（1）加强锻炼，增强身体素质

经常参加体育锻炼，如保健体操、练气功、太极拳、做广播体操、散步等，大有好处。凡坚持体育锻炼的人，身体就强壮，抗病能力强，很少患病，其抗御风寒湿邪

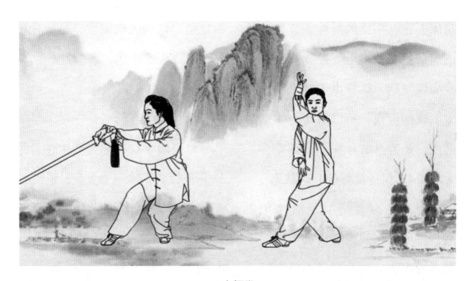

太极拳

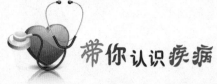
侵袭的能力比一般没经过体育锻炼者强得多。

（2）避免风寒湿邪侵袭

要防止受寒、淋雨和受潮，关节处要注意保暖，不穿湿衣、湿鞋、湿袜等。夏季暑热，不要贪凉受露，暴饮冷饮等。秋季气候干燥，但秋风送爽，天气转凉，要防止受风寒侵袭。冬季寒风刺骨，注意保暖是最重要的。

（3）注意劳逸结合

起居有常、饮食有节，劳逸结合是强身保健的最为主要的措施。临床上，有些类风湿性关节炎患者的病情虽然基本上能控制住，处于疾病恢复期，往往由于劳累而重新复发或加重或，所以活动与休息要适度，要劳逸结合。

（4）保持良好的心理状态

有一些患者是由于精神受刺激，过度悲伤或者心情过度压抑等而诱发本病；而在患了本病之后，巨大的情绪波动往往会使病情加重。这些都表示精神（或心理）因素对本病有很大的影响。因此，保持良好的心理状态，对维持机体的正常免疫功能是非常重要的。

（5）预防和控制感染

有些类风湿性关节炎是在患了扁桃体炎、鼻窦炎、咽喉炎、慢性胆囊炎、龋齿等感染性疾病之后而发病的。所以，预防感染和控制体内的感染病灶也很重要。

英国研究人员最近研究发现：大量吃红肉会增加患风湿性关节炎的危险，该病无法治愈，是一种可导致人残疾的疾病。

◆ **骨质增生症**

骨质增生症又称为增生性骨关节炎骨性关节炎（OA）、退变性关节病、老年性关节炎肥大性关节炎，是由于构成关节的软骨、椎间盘韧带等软组织变性、退

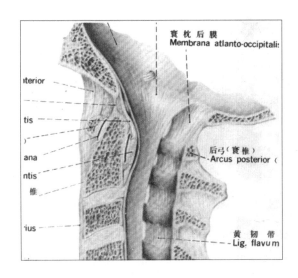

寰枕后膜
Membrana atlanto-occipitali:

terior

tis

ana

ntis

椎

ius

后弓(寰椎)
Arcus posterior (

黄韧带
Lig. flavum

骨质增生

化，关节边缘形成骨刺滑膜肥厚等变化，而出现骨破坏，引起继发性的骨质增生导致关节变形，当受到异常载荷时，引起关节疼痛活动受限等症状的一种疾病。分原发性和继发性两种。

1. 骨质增生的临床表现及诊断

（1）颈椎骨质增生

以颈椎4、5、6椎体最为常见，骨质增生如果是发生在颈椎，骨刺压迫血管直接影响血液循环，表现多种多样。主要有颈背疼痛、上肢无力、手指发麻，头晕、恶心甚至视物模糊，吞咽模糊。如果骨刺伸向椎管内压迫了脊髓，还可导致走路不稳，瘫痪、四肢麻木、大小便失禁等严重后果。

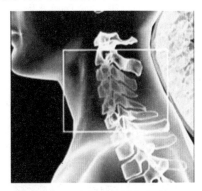

颈椎骨质增生

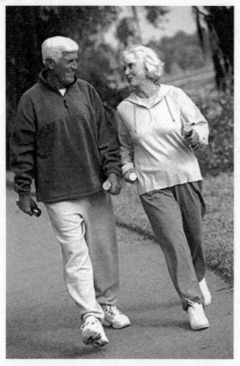

适当体育锻炼预防骨质增生

颈椎骨质增生严重者还会引起颈椎病性高血压、心脑血管疾病、胃炎、心绞痛、吞咽困难等。

（2）腰椎骨质增生

以腰3、4、5椎体最为常见。临床上常出现腰椎及腰部软组织酸痛、胀痛、僵硬与疲乏感，甚至弯腰受限。如邻近的神经根受

压，可引起相应的症状，出现局部疼痛、发僵、后根神经痛、麻木等。如压迫坐骨神经可引发臀部、大腿后侧，小腿后外侧和脚的外侧面的疼痛，出现患肢剧烈麻痛、灼痛、抽痛、串痛、向整个下肢放射。

（3）膝关节骨质增生

多见于中老年人。其表现是一侧或双侧关节不适，疼痛肿胀。起初疼痛多在长时间行走或上下楼梯时，但休息或卧床后好转。随着病情发展，走平路也疼痛，活动不方便，关节不稳定，走路稍不注意就会疼痛；同时膝关节活动时有像捻头发时所发出的响声，严重时可致畸或致瘫。

2. 骨质增生的预防

（1）适当进行体育锻炼，避免长期剧烈的运动。

骨质增生并不是不需要运动，

恰恰相反，适当的体育锻炼是预防骨质增生的上佳方法。因为关节软骨的营养来自关节液而关节液，只有靠"挤压"才能够进入软骨，促使骨骼的新陈代谢，适当的运动特别是关节的必要运动可增加关节腔内的压力，有利于关节液间软骨的渗透，减轻关节软骨的退行性改变，从而减轻或预防骨质增生尤其是关节软骨的增生和退行性改变。

（2）注重日常饮食，平衡人体营养之需。

有关专家认为，阴阳平衡，气血流畅是人体进行正常生理性新陈代谢的基础。人体正气先虚经络不畅势必会导致气血凝涩而成病变。

因此，骨质增生康复的方法主要是在于运动，意义在于消除或减轻增生部位的疼痛以及由此而造成的功能障碍，最大限度地恢复其生活和劳动能力改善和提高患者的生活质量。

◆ 难 产

难产是指由于各种原因而使分娩的开口期（第一阶段），尤其是胎儿排出期（第二阶段）时间明显延长，如不进行人工助产，母体难于或者不能排出胎儿的产科疾病。难产如果处理不当，不仅能引起母体生殖道疾病，而影响以后的繁殖力，而且可能会危及母体及胎儿的生命。

难产处理不好会非常危险，因此，即将分娩的孕妈妈应该对分娩要有正确的认知；遭遇过难产的孕妈妈也不要以为自己有经验而放松警惕，应该做好准备，防止恶梦再次降临；定期产检有助于降低或消弭难产，这是最有效且最积极的作法；同时，孕妇家人也应当负起协助的责任，与医师帮忙曾经有难产经验的妇女重建自信心；最后孕妈妈要以一个健康及平和的心态来面对怀孕生产这自然且宝贵的人生经

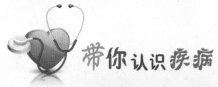
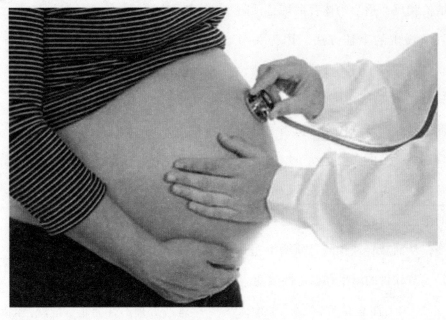

产　检

验，如此一来怀孕与生产将不再会是一件害怕的事了。

◆ 坐骨神经痛

坐骨神经痛是指坐骨神经病变，沿坐骨神经通路即腰、臀部、大腿后、小腿后外侧和足外侧发生的疼痛症状群。坐骨神经是支配下肢的主要神经干。坐骨神经痛是指坐骨神经通路及其分布区域内（臀部、大腿后侧、小腿后外侧和脚的外侧面）的疼痛。

1. 坐骨神经痛的辅助治疗

疼痛发作时可用冰敷患处30～60分钟，每天数次，连续二至三天，然后以同样的间隔用热水袋敷患处也可服用消炎痛等非处方止痛药。每日睡前用热毛巾或布包的热盐热敷腰部或臀部，温度不可太高以舒适为宜。

2. 坐骨神经痛的预防

（1）急性期应睡硬板床。

（2）患坐骨神经痛后，只要不在急性期内，仍要适当进行体育锻炼，帮助解决运动障碍，增大活动范围，增强肌肉力量，防止肌肉萎缩，矫正不良姿势，增强体质，改善全身健康状况。鼓励病人尽早恢复正常活动。而急性期后积极的运动治疗增强背肌力量与柔软度，更是目前的世界性治疗趋势。例如，对嗜好球类、跑步等跳跃式运动的患者，可取代以脚踏车、游泳等低撞击性运动，以维持其体适能，改善症状。

（3）注意保暖与休息，改善居室条件，保持环境通风与干燥，防止受寒受湿，尤其在运动出汗以后不可受凉，应保持干燥，不能久坐或躺卧于凉湿地面。

（4）多食含维生素B和维生素C的食物。尤其是B族维生素，它是神经代谢非常重要的物质。维生

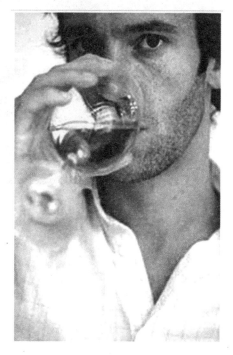

少量饮酒

素C、维生素D等是人体不可缺少的营养物质，有些脂溶性维生素易引起缺乏，所以应适当吃些牛奶、粗米、粗面、胡萝卜、新鲜蔬菜和水果来补充。适当吃些坚果，如核

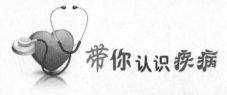

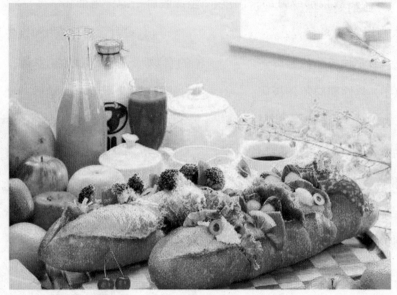

少暴饮暴食

桃、白果、松子等，它们含丰富的神经代谢营养物质。

（5）少量饮酒。少量饮酒对本病有益，根据各人酒量不同，多者不宜超过50毫升，因为酒量过多，对肝脏损害较重，降低机体免疫力，对疾病恢复有严重影响。

（6）戒烟。因烟中有害物质可使小血管收缩痉挛，减少血液供应。还有一种有害物质一氧化碳，能置换血液红细胞内的氧，使坐骨神经干本来不充足的营养成分更加减少，可能使病变加重。嗜烟可以引起慢性支气管炎，致经常咳嗽、咳痰等。根性坐骨神经痛患者腰腿痛明显，再因吸烟咳嗽，则更增加痛苦。临床观察发现，腰椎间盘突出症患者吸烟的比例较高，其症状也往往较重。国外统计资料表明：同样是腰椎间盘突出症，使用相同方法治疗，吸烟者恢复情况不如不吸烟者。另外，吸烟还是骨质疏松症的发病因素。所以预防坐骨神经痛，切不可忽视的就是要戒烟。

（7）适当控制饮食的量，合理搭配杂粮。严禁暴饮暴食，如果对饮食质量和多少不能科学控制、搭配，那么肥胖就不可避免。减少坐骨神经痛的发生。

3. 预防坐骨神经痛的常识

如需要进行拎举、扛抬重物，长时间的弯腰活动。应该在进行突然的负重动作前做一些预先活动，尽量避免腰部扭伤。同时，平时多进行强化腰肌肌力的锻炼，并改善潮湿的居住环境本病患者急性期应及时应该就医卧床休息并密切配合诊治预后通常就会好。

◆ 锁骨骨折

锁骨呈"S"形架于胸骨柄与肩峰之间，是连接上肢与躯干之间的唯一骨性支架。锁骨位于皮下，表浅受外力作用时易发生骨折，发生率占全身骨折的 5%～10%。多发生在儿童及青壮年

1. 锁骨骨折的临床表现

其主要表现是局部肿胀、皮下瘀血、压痛或有畸形，畸形处可触到移位的骨折断端，如骨折移位并有重叠，肩峰与胸骨柄间距离变短。伤侧肢体功能受限，肩部下垂，上臂贴胸不敢活动，并用健手托扶患肘。幼儿青枝骨折畸形多不明显，且常不能自诉疼痛部位，但其头多向患侧偏斜、颌部转向健侧，此特点有助于临床诊断。有时直接暴力引起的骨折，可刺破胸膜发生气胸，或损伤锁骨下血管和神经，出现相应症状和体征。

2. 锁骨骨折的预防

锁骨骨折大多是由于外伤性因素引起，并无特殊的预防措施，主要是要注意生产生活安全，避

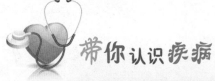

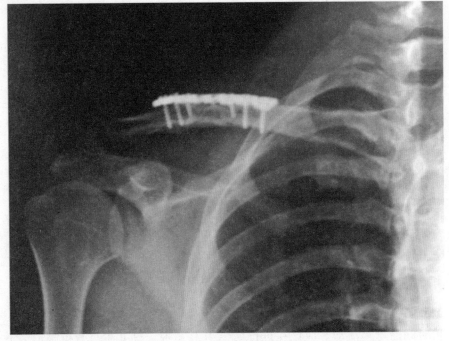

锁骨骨折光片

免创伤。

　　另外需要注意的是，由于肩关节活动的牵拉，锁骨骨折不易维持整复位置，可发生畸形愈合但很少妨碍功能，除非手术复位一般患者不需住院。

◆ **踝扭伤**

　　踝外侧有3个韧带固定：前距

外侧韧带、腓跟韧带和后距腓韧带。扭伤时前距腓韧带首先断裂，只有这个韧带断裂之后，腓跟韧带才分开。如果前距腓韧带断裂，必须检查有无伴随的外侧腓跟韧带断裂：64%病例前距腓韧带单独受伤，17%同时损伤外侧腓跟韧带。后距腓韧带很少断裂。

　　韧带松弛者其距下关节内翻

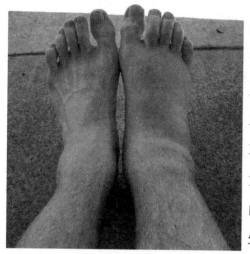

踝扭伤

组织内部流血。若使用冰块，不应该直接与皮肤接触，否则可能灼伤皮肤，应用纱布捆扎脚踝。热水盆及凉水盆可有益治疗踝的扭伤，从刺激血液补充以最快治愈并减少肿大。将脚跟放入温度合适的热水盆内大约15秒，然后转至冷水盆大约5秒，以此类推。

的范围较大，常较易发生足内翻。腓侧肌腱薄弱引起者偶见，可伴有椎间盘疾病。前足外翻使前足部在步伐周期中处于外翻状态，而致距下关节产生代偿性内翻，这是发生踝扭伤的又一个因素。某些人有形成距下关节内翻的遗传倾向，这也是踝扭伤的一种因素。

1. 踝扭伤的治疗

不很严重的踝扭伤，即刻冷敷（冷水泡10~15分钟）会减少痛苦，防止过渡肿大并帮助防止

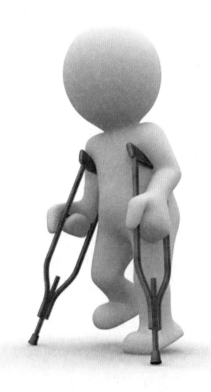

拄拐杖

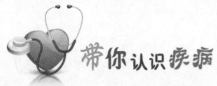
2. 踝扭伤的预防

（1）扭伤当场如有条件应立即冰敷，视情况轻重送医院或回家自行处理；

（2）如果没有来得及冰敷，严重的当日或第二天肯定会出现水肿，建议采用中药敷药的方式治疗并抬高受伤腿。

（3）在没有明显消肿前，尽量不要让受伤脚着地，有条件就保持受伤脚抬高（一般高于心脏），同时辅助以理疗。

（4）视消肿情况两三周后可以辅以拐杖触地行走，如果脚没有明显浮肿，说明脚的末梢神经已经恢复了，此时可以采用上文提到的冷热水疗法帮助恢复。

烧伤及外伤科

烧伤也称灼伤、烫伤。泛指机体接触高温、电流、强辐射或者腐蚀性物质所发生的损伤。大多数人都认为高温是引起烧伤的唯一原因，然而，某些化学物质和电流也能引起灼伤。皮肤常常只是身体烧伤的一部分，皮下组织也可能被烧伤，甚至没有皮肤烧伤时，也可能有内部器官烧伤。例如，饮入很烫的液体或腐蚀性的物质（如酸等）能灼伤食管和胃。在建筑物火灾中，吸入烟或热空气，可能造成肺部烧伤。

烧伤的严重程度取决于受伤组织的范围和深度，烧伤深度可分为Ⅰ度、Ⅱ度和Ⅲ度。各种烧伤的情况都是不一样的，要详细分析。

◆ 眼烧伤

当眼遇到高热或化学物质时，眼睑会迅速反射性闭合，以避免烧伤。但是极高的温度仍可使眼球烧伤。烧伤的严重性和疼痛程度取决于烧伤的深度。化学烧伤可因某种刺激性物质进入眼内引起即使是刺激性不太强的物质，也可引起明显的眼痛和损伤。因为疼痛剧烈眼睑紧闭，又可使化学物质更长时间留在眼内，加重损害化学物质所致眼外伤中17%为固体化学物引起，31%为液体化学物所引起，52%为化学物烟雾所致。在这些化学物引起的眼外伤中，可因化学物直接接触眼部而致，也可通过皮肤呼吸道、消化道等全身性的吸收而影响于眼、视路或视中枢而造成损伤

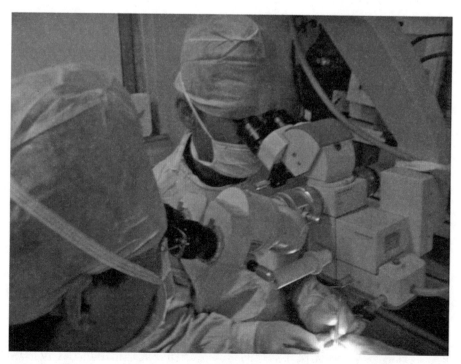

角膜移植手术

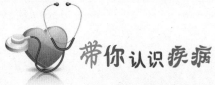
1. 眼烧伤的治疗

（1）准确诊断，严密观察角膜和巩膜的损伤程度，确定有效的治疗方案。

（2）伤后分泌物较多，要及时清除，保持患眼清洁，引流通畅，每次涂药前先用消炎眼药水点洗，切禁用其它眼药膏涂用，因眼膏易于创面粘贴，分泌物不能透过药层排出，不利创面分泌引流。

（3）切忌对患者包扎及对眼球施加任何压力性操作，以免防碍分泌物通畅引流或造成受压后再度损伤。

（4）对严重眼烧伤，早期应用抗菌素，包括全身用药。

（5）如发现角膜坏死，而虹膜损伤不重，待角膜坏死白斑化或疤痕化后，可考虑角膜移植手术。尤应重视眼球伤后一系列共发症，如继发性青光眼、交叉性感染、眼球破裂等，如无保守治疗的

希望，尽快手术切除为宜。

2. 眼烧伤的预防

一旦眼球不慎被酸或碱性物质溅入烧伤时，应该立即用大量自来水、凉开水、河水或生理盐水现场清洗，睁眼或用手把上下眼睑拉开，头在水中左右摆动约10分钟，彻底清洗结膜囊中化学物质。

急救后应进行以下措施救治：

（1）碱性化学损伤时，应用20%硼酸冲洗；石灰灼伤时，可用4%氯化铵或5%～10%酒石酸铵每5～10分钟滴眼一次。

（2）酸性化学伤可用2%碳酸氢钠溶液冲洗。

（3）局部用抗生素眼药水和眼膏包扎。

经上述紧急处理后，立即送医院眼科进一步诊治。

◆ 烧 伤

烧伤一般是指由热力（包括热

液蒸汽、高温气体、火焰灼热金属液体或固体等）所引起的组织损害。主要是指皮肤或黏膜的损害，严重者也可伤及其下组织此外由于电能、化学物质、放射线等所致的组织损害及临床过程类似于热力烧伤，临床上均将其归于烧伤一类。也有将热液、蒸汽所致之热力损伤称为烫伤火焰、电流等引起者称为烧伤。

烧伤是火灾中较常见的创伤之一，它不仅会使皮肤损伤而且还可深达肌肉骨骼，严重者能引起一系列的全身变化，如休克、感染等烧伤。现场急救是否正确、及时护送方法和时机是否得当直接关系着伤员的安全，因此伤后应迅速脱离致伤源，并进行必要的紧急救治，这是现场抢救的基本原则。烧伤的处理包括以下两方面：

（1）迅速消除致伤源

灭火战斗中出现烧伤情况一般

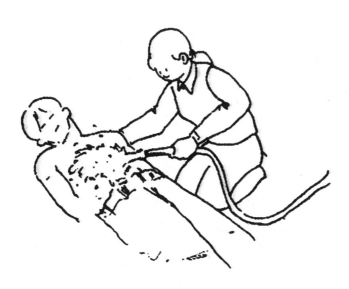

化学烧伤用清水清洗

有：化学烧伤、火焰烧伤、液体气体固体等高温烫伤。化学烧伤、电烧伤等任何致伤从接触人体到造成损伤均有一个过程只是时间的长短不一而已，因此现场抢救要争取时间常用方法如下：

①当衣物着火时应迅速脱去，或就地卧倒打滚压灭或用各种物体扑盖灭火，最有效是用大量的水灭火，切忌站立喊叫或奔跑呼救，以防头面部及呼吸道吸入火焰损伤。

②当气体固体烫伤时应迅速离开致伤环境。

③当化学物质接触皮肤后（常见的有酸碱磷等）其致伤作用与这些化学物质的浓度和作用时间成正比关系，故受伤后应首先将浸有化学物质的衣服迅速脱去，并用大量水冲洗以达到稀释和清除创面上的化学物质，磷烧伤应迅速脱去染磷的衣服，并用大量水冲洗创面或将创面浸泡在水中

隔绝空气，并洗去磷粒如无大量水冲洗，可以用多层湿布包扎创面使磷与空气隔绝，防止磷继续燃烧加重损伤，禁用含油质敷料包扎以免增加磷的溶解和吸收。

④当触电后，应立即关闭电源将伤员转移至通风处，松开衣服检查，发现呼吸停止时实行口对口人工呼吸；心脏停止跳动时实行胸外按压；呼吸心脏均停止时，同时进行人工呼吸及胸外按压并及时送附近医院进一步抢救。

（2）简单的现场医疗急救方法

①若被热力烧伤后，应立即用冷水或冰水湿敷或浸泡伤口，可以减轻烧伤创面深度并有明显止痛效果，在寒冷环境中进行冷疗时须注意伤病员保暖和防冻。

②无论何种原因使烧伤合并其他损伤，如严重车祸爆炸事故时，烧伤同时合并有骨折、脑外伤、气

胸或腹部脏器损伤，均应按外伤急救原则作相应的紧急处理，如用急救包填塞包扎开放性气胸制止大出血，简单固定骨折等再送附近医院处理。

③伤员脱离事故现场后，应注意对烧伤创面的保护，防止再次污染另外创面一般不涂有颜色的药物（如红汞紫药水等）以免影响后续治疗中对烧伤创面深度的判断和清创对浅度烧伤的水疱，一般不予清除大水疱仅作低位剪破引流保留泡皮的完整性起到保护创面的作用。

④烧伤后伤病员多有不同程度的疼痛和躁动应给予适当的镇静止痛。

⑤烧伤病人在伤后2天内，由于毛细血管渗出的加剧导致血容量不足烧伤面积，超过一半的病人应立即输液治疗，因为休克很快就会发生。无条件输液治疗时应口服含盐饮料，不宜单纯喝大量白开水以

免发生水中毒。

⑥如遇严重烧伤者应立即向卫生主管部门报告请求增援。

◆ **电击伤**

电击伤俗称触电。通常是指人体直接触及电源或高压电经过空气或其他导电介质传递电流，通过人体时引起的组织损伤和功能障碍，重者发生心跳和呼吸骤停。超过1000V（伏）的高压电还可引起灼伤闪电损伤（雷击）属于高压电损伤范畴。

1. 电击伤的表现及诊断

（1）电击伤

当人体接触电流时，轻者立刻出现惊慌、呆滞、面色苍白，接触部位肌肉收缩，且有头晕、心动过速和全身乏力；重者出现昏迷、持续抽搐、心室纤维颤动、心跳和呼吸停止；有些严重电击患者当时症状虽不重，但在一小时后可突然恶

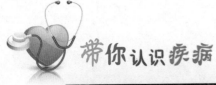

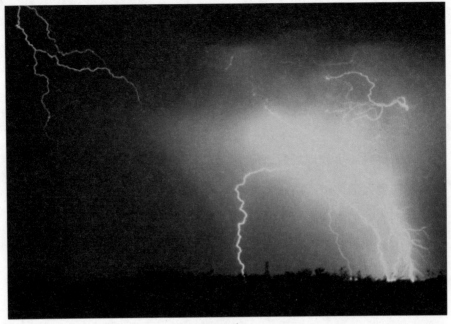

闪 电

化；有些患者触电后，心跳和呼吸极其微弱，甚至暂时停止，处于"假死状态"，因此要认真鉴别，不可轻易放弃对触电患者的抢救。

（2）电热灼伤

电流在皮肤入口处灼伤程度比出口处重。灼伤皮肤呈灰黄色焦皮，中心部位低陷，周围无肿、痛等炎症反应。但电流通路上软组织的灼伤常较为严重。肢体软组织大块被电灼伤后，其远端组织常出现缺血和坏死，血浆肌球蛋白增高和红细胞膜损伤引起血浆游离血红蛋白增高均可引起急性肾小管坏死性肾病。

（3）闪电损伤

当人被闪电击中，心跳和呼吸常立即停止，伴有心肌损害。皮肤血管收缩呈网状图案，认为是闪电损伤的特征。继而出现肌球蛋白尿。其他临床表现与高压电损伤相似。

（4）电损伤的并发症和后遗症

大量组织的损伤和溶血可引起高钾血症。肌肉强烈收缩和抽搐可使四肢关节脱位和骨折，脊柱旁肌肉强烈收缩甚至引起脊柱压缩性骨折。神经系统后遗症有失明、耳聋、周围神经病变、上升性或横断性脊髓病变和侧索硬化症，亦可发生肢体单瘫或偏瘫。肢体灼伤引起远端供血不足和发生组织坏死。少数受高压电损伤患者可发生胃肠道功能紊乱、肠穿孔、胆囊局部坏死、胰腺灶性坏死、肝脏损害伴有凝血机制障碍、白内障和性格改变。

2. **电击伤的治疗及预防**

一旦发生电击伤，应迅速使病人脱离电源，迅速切断电源，或用干木棒、竹杆等绝缘体将电源拨开。迅速将患者移至通风处，呼吸及心跳停止者宜立即进行人工呼吸和胸外心脏按摩，人工呼吸至少4

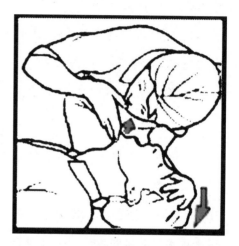

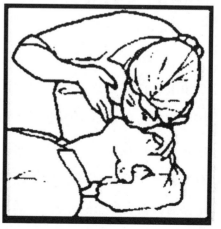

人工呼吸

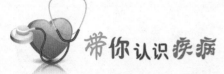

小时，或直至自主呼吸恢复为止，有条件者应行气管插管，加压氧气人工呼吸。不能轻易放弃抢救。

出现神志昏迷不清者可针刺或指压人中、中冲等穴位。电击伤迅速就地进行急救十分重要，不要因送医院而延误抢救时机。尚可并用抗菌素及破伤风抗毒血清等。

电击伤的局部治疗以暴露疗法为好，其原则和方法同一般烧伤。

对电击伤还应注意对症治疗，因缺氧所致脑水肿可使用甘露醇、50%葡萄糖等脱水。出于电击伤而致肢体肌肉强烈收缩，可针对骨折、脱位等治疗。

应普及电学常识教育并遵守安全用电，任何可能接触或被人体接触或威胁生命危险的电器，均应有良好的接地，并在电路内装有保护性的断路装置。接地故障电路断开器在低至5毫安的大地漏电时，能跳闸而切断电路，并且很容易买到。预防闪电雷击包括应用有关的常识和适当的防护装置，要提前知道天气情况和寻找合适的雷雨躲避处。

同时，严格规章制度，普及用电知识，可减少电击伤的发生。

◆ 冻 僵

冻僵又称意外低温，是寒冷环境时引起体温过低所导致以神经系统和心血管损伤为主的严重的全身性疾病。冻伤是寒冷引起的局部组织损伤，以四肢和面部为多见。

人长时间处于寒冷低温环境中，再加上饥饿疲劳，能量来源受限但是消耗增加，就会使体温不断下降，全身新陈代谢机能受到抑制而发生全身性冻伤。伤员起初表现面色苍白、打寒战，继而感觉疲乏，打瞌睡，呼吸心跳变慢，反应迟钝，血压下降，体温逐渐降低，出现幻觉，若不及时救治就可危及

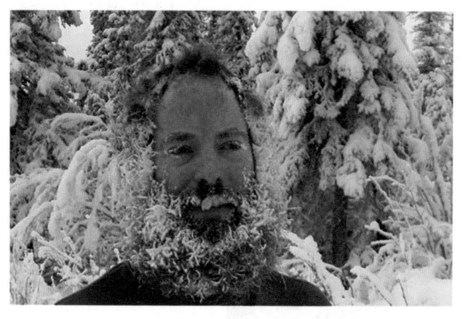

冻 僵

生命。因此应该立即采取相应的急救措施，避免危险的发生。

（1）复温、保温。

复温、保温是冻僵救治的关键措施。应尽快使冻僵的伤员脱离寒冷环境，并将他或其冻伤的肢体浸泡于40℃～42℃清洁温水中约20分钟。当病人出现寒战或恢复知觉时，或冻伤肢体的指甲或皮肤出现潮红时，即应停止加温，用软毛巾擦干其身体或其肢体，再用厚棉被包裹，使病人保持在温暖的环境中，待其体温自然回升。对年老、年幼及体弱者，可将伤员用棉被包裹，睡在20℃～25℃的温室中，使体温每小时约上升0.6℃～1℃，直至病人恢复正常。不能用冷水浸泡或用雪搓，否则会加重冻伤，但也

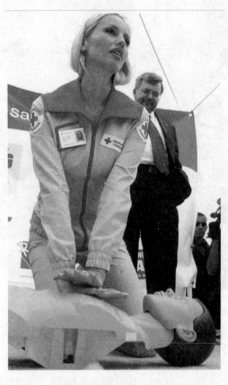

心脏按摩

不宜用火烤。

（2）伤员身体复温后，可立即在冻伤处涂些呋喃西林霜剂或呋喃西林可的松霜剂等药膏，每日1～2次；也可用辣椒秆、茄子秆煮水洗患处，每天2～3次，

每次半小时，洗后擦干再涂药膏，常可促使冻伤区的组织恢复正常血液循环。

（3）受冻的肢体应稍抬高，以利水肿早消。对受冻肢体的后遗症，如肌肉痉挛、关节强直等，应尽早采用热敷、理疗、按摩等疗法，并结合自动与被动运动锻炼，促进肢体功能康复。

（4）凡遇全身冻僵者，如呼吸已停止时，应立即实行人工呼吸，如心跳、呼吸均已停止时，应一边人工呼吸，一边行心脏按摩。

（5）对全身冻僵病人，经急救或急救无效时，应迅速送医院救治。在运送途中，要始终注意病人保暖。

◆ **肋骨骨折**

肋骨骨折在胸部伤中约占

61% ~ 90% 不同的外界暴力作用方式所造成的肋骨骨折病变可具有不同的特点：作用于胸部局限部位的直接暴力所引起的肋骨骨折，断端向内移位，可刺破肋间血管胸膜和肺，产生血胸或（和）气胸。间接暴力如胸部受到前后挤压时骨折多在肋骨中段，断端向外移位，刺伤胸壁软组织产生胸壁血肿。枪弹伤或弹片伤所致肋骨骨折常为粉碎性骨折。在儿童肋骨富有弹性，不易折断，而在成人尤其是老年人，肋骨弹性减弱，容易骨折，而且不易恢复

预防肋骨骨折应注意以下事项：

（1）饮食禁忌

①忌多吃肉骨头：若骨折后大量摄入肉骨头会促使骨质内无机质成分增高，导致骨质内有机质的比例失调，会对骨折的早期愈合产生阻碍作用。

②忌偏食：骨折患者常伴有局部充血、水肿、出血肌肉组织损伤等情况机体本身对这些有抵抗修复能力而机体修复组织化瘀消肿主要是靠各种营养素。

③忌食不易消化的食物：骨折患者因固定石膏或夹板而活动受限制，加上伤处肿痛、精神忧虑，往往会食欲不振，所以食物既要营养丰富又要容易消化，因此宜多吃水果蔬菜这样容易消化的食物。

④忌少喝水：卧床的骨折患者行动十分不便，因此少喝水以减少小便次数，这样患者活动少，肠蠕动减弱容易引起大便秘结，所以卧床骨折患者想喝水就喝。

⑤忌过多食用白糖：大量摄取白糖后将引起葡萄糖的急剧代谢，碱性的钙镁钠等离子便参加中和作用，以防止血液出现酸性，如此钙的大量消耗将不利于骨折患者的康复。

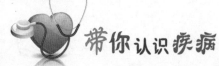
（2）宜多吃蔬菜蛋白质和富有维生素的饮食，可防止骨质疏松的发生和发展骨折。早期饮食宜清淡，以利于祛瘀消肿；后期应偏味重选择合适的饮食调补肝肾有利于骨折的愈合和功能的恢复。

（3）此病常发生于中老年人很少见于儿童，因此中老年人在活动的时候应该特别小心谨慎，不要做过重的体力劳动。

（4）救治时应该让病人呈半卧位休息，口服止痛片骨折处贴伤温止痛膏活血风寒膏等病情严重者应到医院治疗，如并发气胸血胸则采取相应治疗措施。

◆ **破伤风**

破伤风是由破伤风杆菌侵入身体伤口 生长繁殖，产生毒素所引起的一种急性特异性感染。

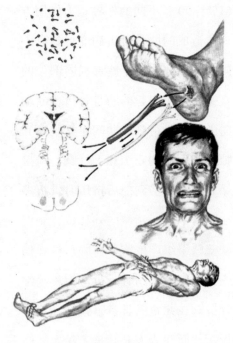

破伤风

1. **破伤风的临床表现及诊断**

根据受伤史和临床表现，破伤风一般可及时作出诊断。但对仅有某些前驱症状的病人诊断却比较困难，对这类情况应该提高警惕，密切观察病情，以免延误诊断。

（1）潜伏期：长短不一往往与曾否接受过预防注射创伤的性质和

部位及伤口的处理等因素有关。通常 7~8 日，但也有短仅 2~4 小时或长达几个月或数年。

（2）前驱期：乏力、头晕头痛、反射亢进、咀嚼无力、局部疼痛、烦燥不安、肌肉牵拉抽搐及强直下颌紧张，张口不便等。

（3）发作期：肌肉持续性收缩，最初是咀嚼肌，以后顺序是脸面、颈项、背腹、四肢，最后是膈肌肋间肌。

（4）对声光震动饮水注射可诱发阵发性痉挛，患者神志始终清楚，感觉也无异常一般无高热。

2. 破伤风的防治

破伤风是可以预防的，最可靠的预防方法是注射破伤风类毒素，通过类毒素的注射人体内产生了抗体，并在较长时间内保持一定的浓度，可以中和进入体内的破伤风毒素不致发病。加强工农业生产的劳动保护，避免创伤。普及新法、接

生正确而及时地处理伤口等也都是重要的预防措施。

（1）仅需注射类毒素0.5毫升

如伤口污染严重则在注射类毒素0.5毫升，3~4小时后再于其他部位肌肉注射人体破伤风免疫球蛋白250~500单位，使抗毒素先中和毒素类毒素激起的主动免疫可在抗毒素作用消失前后接着发挥其预防作用。

（2）正确处理伤口及时彻底清创

所有伤口都应进行清创。对于污染严重的伤口特别是战伤要切除一切坏死及无活力的组织，清除异物切开死腔敞开伤口充分引流不予缝合，如发现接生消毒不严时须用3%过氧化氢溶液洗涤脐部然后涂以碘酊消毒。

（3）被动免疫

一般适用于以前未注射过类毒素而有下列情况之一者：

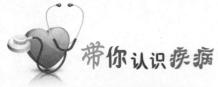
①污染明显的伤口；

②细而深的刺伤；

③严重的开放性损伤，如开放性颅脑损伤、开放性骨折烧伤；

④未能及时清创或处理欠当的伤口；

⑤因某些陈旧性创伤而施行手术（如异物摘除）前。

◆ **喉部创伤**

喉部创伤有闭合伤与开放伤两大类。急性喉外伤易引起呼吸道阻塞，可危及生命，处理不当则造成慢性喉狭窄、发音障碍或拔管困难。故急性喉外伤须由专科医生作早期诊断和早期处理以避免或减少喉外伤的并发症。

1. 喉部创伤的治疗

（1）急救措施

①止血

颈部大出血的紧急处理是用手指伸入出血创口，直接压迫受损的血管，或用手指压迫颈动脉区以控制出血，然后查清出血点，用血管钳止血，并结扎。应将所有出血点及已凝血的血管断端找出结扎，以免发生继发性出血。出血过多者，应立即输血、输液、强心、升压、预防休克，并吸出流入气管内的血液，以防止吸入性肺炎或肺不张。

②维持呼吸道通畅

如情况危急，可将气管套管或橡皮管由原创口插入气管，并吸出分泌物和误吸的血液，暂时维持呼吸道通畅，待病情稳定后，再行低位气管切开术。凡喉切伤穿通至咽喉和气管腔内者一般均须作预防性气管切开术。

（2）创口处理

①清理创伤口

用生理盐水冲洗创面，并用纱布堵塞通入咽喉腔的创口，清除其中血块、痰液和异物，剪去已失活力的组织，但喉腔粘膜不宜随便剪去。再次结扎渗血的出血点。

②缝合创口

对粘膜创口可用细肠线仔细缝合，不应遗留创面，以免肉芽组织生长和术后渗血，为了避免因咳嗽、喉部运动等因素影响创缘愈合，以采用褥式缝合较好，若粘膜缺损较多，应采用粘膜瓣或游离粘膜移植。软骨除已大部分游离或失活的小碎片可以去除以外，应尽量保留。软骨本身不一定要缝合。若软骨膜已失去缝合固定条件，则软骨切缘需用钢丝固定，必要时喉腔内用喉模支撑固定。

③关节整复

喉挫伤肿胀消退后，若有环杓关节脱位应尽早复位，以在1～3周内进行最好。拨动方法：在喉表面麻醉下，用喉钳拨动环杓关节，拨动的方向随脱位的情况而定，以拨动后能改善发音为准。

（3）术后处理

①一般采用平卧位，头略垫高，用沙袋固定，以免头颈左右摆动。

②伤后3日内注射破伤风抗毒素1500～3000IU；用足量抗生素预防局部及肺部感染。

③急性喉外伤若有喉模固定，一般2周可以去除。

④气管套管拔除应根据具体情况而定，一般以观察1～3个月再拔为宜。

2. 喉部创伤的预防

喉部主要是防止咽喉部外伤，出现外伤应及时送医院急救。

血管外科

血管外科是一门有关人体的血管循环系统，包括动脉和静脉等相关疾病的诊断及外科治疗的专科。现代的血管外科其范围非常广，包括全身各处的血管，除了脑部的血管（属于神经外科）和心脏上的血管（属于心脏外科）以外，其他的都属于血管外科所涉及的范围。

血管外科医师的使命就是针对动静脉血管所产生的相关疾病，应用最低侵袭性、最安全的方法加以治疗，恢复器官的正常血流供应。保证病人的生命安全。

◆ **脑血栓**

脑血栓形成是指在颅内外供应脑部的动脉血管壁发生病理性改变的基础上，在血流缓慢、血液成分改变或血粘度增加等情况下形成血栓，致使血管闭塞而言。

脑血栓的预防措施包括以下几方面：

（1）生活起居

①饮食调整

按照多品种适量与平衡的饮食原则，安排好一日三餐的食物，多吃对预防中风有益的食物。据报道牛奶、鱼肉、黄豆、豆豉、花生、大蒜、洋葱、草莓等对预防血栓有益。

②饮水充足

每日正常饮水量应达2000～2500毫升，对老年人来说，更要多饮水。老年人在不同程度上其血液具有浓粘聚凝的特点，多饮水有利于降低血粘度，减少脑血栓，多饮水有利于降低粘度减少脑血检形成的危险性。

③戒烟戒酒

尽量少抽烟抽酒，戒烟戒酒，限制食盐摄入量每天最好不超5克，同时饮食不要肥腻。

④劳逸结合

用脑要适度，不要持续时间太长，要注意劳逸结合。60岁以下者用脑一小时应休息10分钟左右，60岁以上者用脑半小时应休息5～10分钟，以免过于疲劳而诱发脑中风。

⑤生活要有规律

老年人生活要有规律，因为老年人生理调节和适应机能减退。生活无规律容易使代谢紊乱促进血栓形成。

⑥忌饭后就睡觉

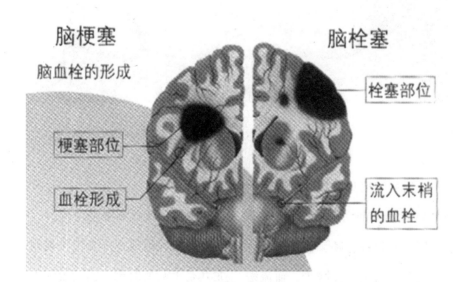

脑血栓

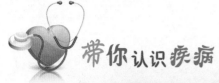
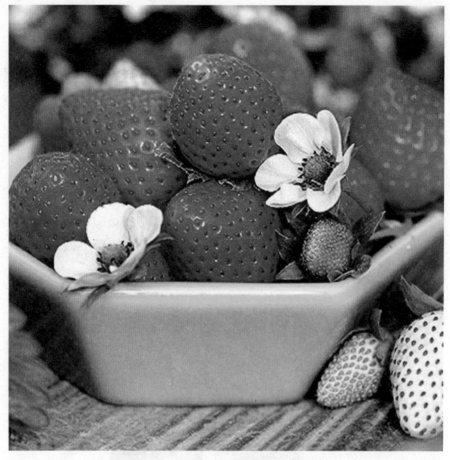

草　莓

饭后血液聚集于胃肠，以助消化器官之血供而脑部血供相对减少，同时吃过饭就睡，血压下降，可使脑部血供进一步减少，血流缓慢易形成血栓，因此最好饭后半小时再睡。

⑦体位变化要缓慢

脑血栓形成往往发生于夜间，尤其是上厕所时刻，因为夜间本身血流缓慢，加上起床时体位变化易造成心脑供血不足，所以夜间临厕时一定清醒后缓慢起床。同时，平时做家务也要注意体位变化不要太快以免引起脑部缺血。

⑧注意天气变化

老年人天气适应能力减弱，过冷过热皆可使血粘度增加诱发脑中风，因此气温变化骤冷骤热时一定要采取相应防范措施。

⑨控制体重

通过运动消耗体内过多脂肪，以降低血脂减少脑中风危险性。

⑩慎用药物

久服催眠药、镇静药、抗精神药、止血药、利尿药、清热药（如复方氨基比林）防哮喘药（如氨茶碱）可使脑中风机会增多。

（2）情志调养

情绪要稳定，经常保持乐观豁达愉快的心情。切忌狂喜暴怒忧思悲痛，因为长期精神紧张、情绪波动，易使神经体液调节机能

紊乱，引起心脑血液循环紊乱而诱发中风。

（3）气功疗法

老年人存在脑血栓易患危险因素时，在未中风之前可以采取气功预防。主要有以下几种功法可供参考：升降调息功、中风导引功、导引静坐功、健脑功舒筋活血功。

◆ 心绞痛

心绞痛是冠状动脉供血不足，心肌急剧的、暂时缺血与缺氧所引起的临床综合征。其特点为阵发性的前胸压榨性疼痛，同时还可能会伴有其他症状，疼痛主要位于胸骨后部，可放射至心前区与左上肢，常发生于劳动或情绪激动时持续数分钟，休息或用硝酸酯制剂后消失。本病多见于男性多数病人在40岁以上，劳累、情绪激动饱食、受寒、阴雨天气急性循环衰竭等为常见的诱因。

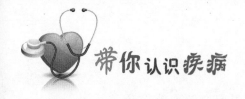

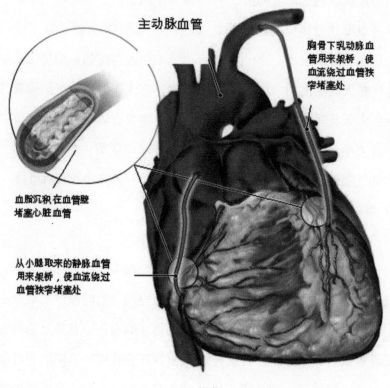

主动脉血管

胸骨下乳动脉血管用来架桥，使血流绕过血管狭窄堵塞处

血脂沉积在血管壁堵塞心脏血管

从小腿取来的静脉血管用来架桥，使血流绕过血管狭窄堵塞处

心绞痛

在我国，病人心绞痛发作时的表现常不典型，因此在判断胸部不适感或疼痛是否心绞痛时，需谨慎从事。近年国外学者也强调心绞痛是一词不完全代表痛，病人对心肌缺血缺氧的感觉可能是痛以外的一些感觉，因而可能否认感觉疼痛。下列几方面有助于临床上判别心绞痛。

（1）性质

心绞痛应是压榨紧缩、压迫窒息、沉重闷胀性疼痛，而并不是刀割样尖锐痛或抓痛、短促的针刺样或触电样痛、或昼夜不停的胸闷感觉。其实也并非"绞痛"。在少数病人可为烧灼感、紧张感或呼吸短促伴有咽喉或气管上方紧榨感。疼痛或不适感开始时较轻，逐渐增剧，然后逐渐消失，很少为体位改变或深呼吸所影响。

（2）部位

疼痛或不适等症状常位于胸骨或其邻近，也可能发生在上腹至咽部之间的任何水平处，但极少在咽部以上。有时可位于左肩或左臂，偶尔也可伴于右臂、下颌、下颈椎、上胸椎、左肩胛骨间或肩胛骨上区，然而位于左腋下或左胸下者很少。对于疼痛或不适感分布的范围，病人常需用整个手掌或拳头来批示仅用一手指的指端来指示者极少。

（3）时限为 1～15分钟，多数为3～5分钟，偶有达30分钟的

（中间综合征除外），疼痛持续仅数秒钟或不适感（多为闷感）持续整天或数天者均不似心绞痛。

（4）诱发因素

心绞痛的诱发因素大部分是以体力劳累为主，其次为情绪过于激动。登楼、平地快步走、饱餐后步行、逆风行走，甚至大便过于用力或将臂举过头部的轻微动作，暴露于寒冷环境、进冷饮、身体其他部位的疼痛，以及恐怖、紧张、发怒、烦恼等情绪变化，都可诱发。晨间痛阈低，轻微劳力如刷牙、剃须、步行即可引起发作；上午及下午痛阈提高，则较重的劳力亦可不诱发。在体力活动后而不是在体力活动的当时发生的不适感，不似心绞痛。体力活动再加情绪活动，则更易诱发。自发性心绞痛可在无任何明显诱因下发生。

（5）硝酸甘油的效应

舌下含有硝酸甘油片，如有

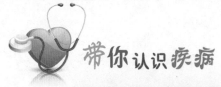
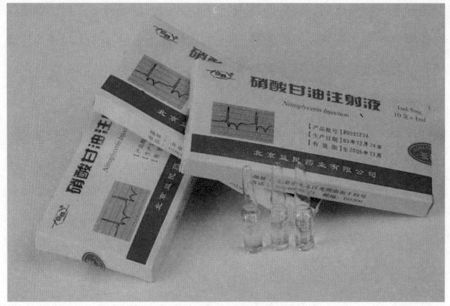

硝酸甘油

效，心绞痛应于1～2分钟内缓解（也有需5分钟的，要考虑到病人可能对时间的估计不够准确）。对卧位型心绞痛，硝酸甘油可能无效。在评定硝酸甘油的效应时，还要注意看药物是否已经失效或接近失效，如果失效或者接近失效的则不能食用。

◆ **四肢血管损伤**

四肢血管损伤大部分发生在战时，四肢主要动脉损伤约占全部伤员的1～3％，平时也时常会发生。动脉损伤后会迅速出现大出血情况而危及生命，特别是较大的动脉，如股动脉腘动脉、肱动脉等，即使出血停止也可因肢体远侧供血不足而发生坏死或功能障碍。

第一、二次世界大战时期，对四肢血管伤多采用结扎为主的方法处理，截肢率高达49%。近四十年来对四肢血管伤多采用修复法，使截肢率降为0～13.5%。在四肢主要血管损伤的同时其附近组织，如骨、关节肌肉和神经等常同时受伤。但重要血管伤应首先处理。四肢血管损伤有动脉和静脉之分，多数火器伤是二者同时受伤。其中动脉损伤常为主要矛盾应该修复，但在有广泛的软组织损伤时，还必须修复好静脉。

1. 四肢血管损伤的诊断

四肢主要血管径路的火器伤、切割伤、骨折、脱位及挫伤等，均应警惕血管伤的可能性。高速子弹或弹片伤如伤道邻近主要血管，清创时应探查血管，有时子弹虽未穿过血管，但冲击波可造成血管严重挫伤，导致栓塞或破裂。

2. 四肢血管损伤的治疗

四肢血管损伤主要是通过及时止血，防止病人发生休克，挽救伤员的生命；同时力争恢复肢体的血液循环，完善处理好血管伤及其合并伤，以保全肢体，减少残疾。

◆ 雷诺病

雷诺综合征是指肢端动脉阵发性痉挛。雷诺病常会被寒冷刺激或情绪激动等因素影响并发，表现为肢端皮肤颜色间歇性苍白、紫绀和潮红的改变一般以上肢较重，偶见于下肢。

1. 雷诺病表现及诊断

雷诺氏综合征临床上比较常见。多见于女性，男、女发病比例约为1：10。发病年龄多在20～30岁之间，绝少数超过40岁。大多数见于寒冷的地区，寒冷季节发病率相对较高。

病人常在受冷或情绪激动的情

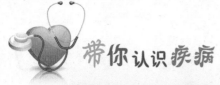

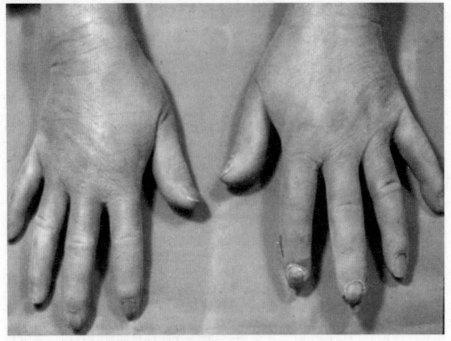

雷诺病症状

况后，手指皮色突然变为苍白，继而发紫。发作常从指尖开始，以后扩展至整个手指，甚至掌部。伴有局部发凉、麻木、针刺感和感觉减退。持续数分钟后逐渐转为潮红、皮肤转暖、并感烧样胀前，最后皮肤颜色恢复正常。热饮或喝酒，暖和肢体后，常可缓解发作。一般地，解除寒冷刺激后，皮色由

苍白、青紫、潮红阶段到恢复正常的时间大至为15～30分钟。少数病人开始即出现青紫而无苍白阶段，或苍白后即转为潮红，并无青紫。发作时桡动脉搏动不减弱。发作间歇期除手指皮温稍冷和皮色略苍白外，无其他症状。

发病一般见于手指，也可见于足趾，偶可累及耳朵和鼻子。症状

发作呈对称性为雷诺综合征的一个重要特征。例如两侧小指和无名指常最先受累，继而延及食指和中指。拇指则因血供较丰富很少累及。两侧手指皮肤颜色改变的程度、范围也是相同的。少数病人最初发作为单侧，以后转为两侧。

雷诺病的病程一般进展比较缓慢，少数病人进展较快，发作频繁、伴有指（趾）肿胀，每次发作可能持续1小时以上，环境温度稍降低、情绪略激动就可诱发。严重的即使在温暖季节症状也不消失，指（趾）端出现营养性改变，如指甲畸形脆裂、批垫萎缩、皮肤光薄、皱纹消失、甲指尖溃疡偶或坏疽。但桡动脉始终未见减弱。

2. 雷诺病诊断

大部分雷诺综合征病人，可依据肢端皮肤颜色间歇性改变的病

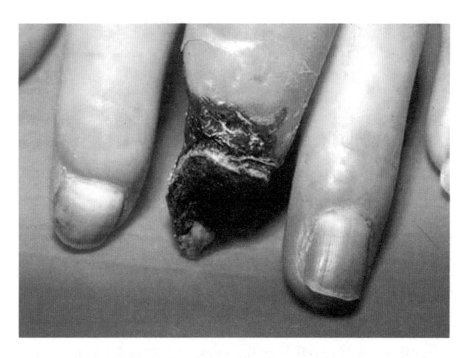

雷诺病症状

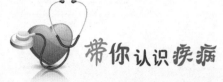

史，作出诊断。但最好能察看到症状发作时的情况，皮色改变的性质、范围、程度和持续时间。将病人的手或足浸入冷水或暴露于冷空气中，即可诱发上述典型症状。

为了尽早发现可能引发的相关疾病，询问病史时应着重注意有无全身结缔组织疾病和动脉硬化、脉管炎等血管疾患的病史，有无血管外伤史；有无麦角胺、β-受体阻滞剂和避孕药物用药史；有无长期应用震动性工具的职业史，根据情况采取相应的措施。

同时，体检应着重观察有无提示全身结缔组织病的体征：如皮肤变薄、发紧、毛细血管扩张、皮疹、口唇干燥；关节滑膜增厚、渗液或提示关节炎的其它证据。仔细观察手指皮肤有无溃疡或已愈溃疡的角化过度区；注意周围动脉搏动；尚应警惕和注意腕管综合征的存在。对没有发现相关疾病的患者，应进行长期随访。

◆ **血管瘤**

血管瘤是先天性良性肿瘤或血管畸形多。血管瘤常见于婴儿出生时或出生后不久，它起源于残余的胚胎成血管细胞，发生于口腔颌面部的血管瘤占全身血管瘤的60％，其中大多数发生于颜面皮肤、皮下组织及口腔粘膜、如舌唇、口底等组织，少数发生于颌骨内或深部组织。血管瘤按其临床表现及组织学特征一般可分为：毛细血管型血管瘤、海绵状血管瘤及蔓状血管瘤，其中以毛细血管及海绵状血管瘤较常见。

血管瘤的临床表现及诊断：

（1）瘤体外观特征（葡萄酒斑状或杨梅状等）；

（2）压之褪色或缩小；

（3）体位元试验阳性，扪诊及静脉石，穿刺抽出凝全血（海绵型），扪有搏动感，听诊吹风样杂音，压闭供血动脉及杂音消失（蔓状型）；

（4）血管造影示瘤区造影剂浓聚或血管畸形；

（5）病理组织学检查确诊。

◆ **鼻血管瘤**

鼻血管瘤主要发生于鼻部的脉管瘤，以血管瘤为多见其他少见的肿瘤有血管内皮细胞瘤、血管外皮细胞瘤、纤维血管瘤血管纤维瘤以及血管淋巴管瘤。血管瘤

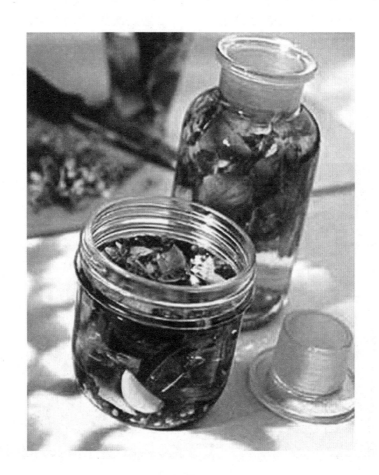

腌泡食物

121

是先天性良性肿瘤或血管畸型。鼻部血管瘤多发生于鼻腔内尤以发生于鼻中隔者为多，亦可发生于鼻骨、鼻前庭和上颌窦 鼻血管瘤应该从生活中去取得癌症的预防目前主要分为三级。

一级预防主要是减少或消除各种致癌因素对人体产生的致癌作用。降低血管瘤的发病率。如平时应注意参加体育锻炼。改变低落的

情绪，保持旺盛的精力。从而提高机体免疫功能和抗病能力；注意饮食、饮水卫生。防止癌从口入，不吃霉变腐败、烧焦的食物以及熏、烤、腌、泡的食物。不饮用贮存较长时间的水、不吸烟、不酗酒、科学搭配饮食，多吃新鲜蔬菜、水果和富有营养的食物。

养成良好的卫生习惯，同时注意保护环境，避免和减少对大气、

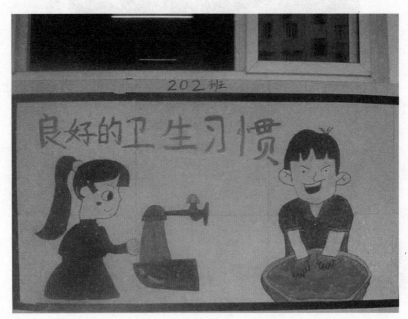

讲卫生

饮食、饮水的污染，可以有效地防止癌症的发生。

二级预防是利用早期发现、早期诊断和早期治疗的有效手段来减少癌症病人的死亡。在平时生活中不仅要加强体育锻炼而且还应注意身体的一些不适变化，并作定期体检。如拍照胸片。支气管镜检查可以发现早期肺癌；做B型超声波扫描、甲胎蛋白测定、可揭示肝癌；做常规阴道细胞学检查，可早期发现宫颈癌；食道拉网检查、纤维食道镜、胃镜、肠镜检查，可早期发现食道癌、胃癌、结肠癌等。因此。一旦发现身体患癌症之后，一定到肿瘤专科医院去诊断和治疗，树立战胜癌症的信心，积极配合。癌症是可以治愈的。

三级预防是在治疗癌症时，设法预防癌症复发和转移，防止并发症和后遗症。目前肿瘤专科医院都具备了一套综合治疗的优势，针对

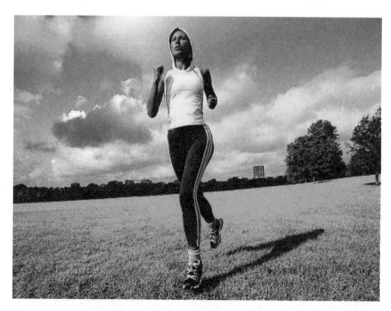

体育锻炼

带你认识疾病

不同的肿瘤疾病，有着不同的治疗方法。如手术切除肿瘤、化疗、放疗、中医、免疫等治疗手段。只要注意学习，掌握常用而基本的肿瘤防治知识，人人都可以尽早捕捉某些癌症的征象和表现，以便及时协助医生作到及时诊断，及时治疗。

第二章

内 科疾病

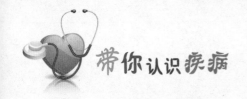

内科学是对医学科学发展产生重要影响的临床医学学科，也是一门涉及面广和整体性强的学科。内科阐述的内容在临床医学的理论和实践中有具有普遍意义，是学习和掌握其他临床学科的重要基础。

内科学在临床医学中占有极其重要的位置，它是临床医学各科的基础学科。

内科学是利用现代医学的科学方法研究疾病的病因和发病机制、临床表现、诊断和鉴别诊断、治疗及预防，其重点是诊断及治疗。通常包括呼吸系统疾病、循环系统疾病、消化系统疾病、泌尿系统疾病、血液系统疾病、内分泌系统疾病、代谢疾病、结缔组织病和风湿性疾病以及理化因素所致疾病等。

内科学是临床医学的一个专科，几乎是所有其他临床医学的基础，亦有"医学之母"之称。内科学是临床医学中的核心学科，临床医学的共性诊断与治疗思维，集中表达在内科学中；且在临床实践中，内科疾病也最为常见。其内容涉及面广、整体性强，它既有自身的理论体系，又与基础医学密切相关，其诊疗原则与方法亦适用于其它临床各科。

内科学包含了心脏血管、胸腔及重症照护、肝胆肠胃、肾脏、血液、内分泌及新陈代谢、感染、免疫风湿、神经等次专科。广义的内科学更包含了皮肤、复健、精神、环境及职业病等非用外科方式治疗之专科。

内科学是二级学科，包括呼吸病学、循环病学、消化病学、泌尿系统疾病学、血液病学、内分泌代谢病学、风湿免疫病学及中毒部分。内科学的内容包含了疾病的定义、病因、制病机转、流行病学、自然史、症状、征候、实验诊断、影像检查、鉴别诊断、诊断、治疗、预后。

内科学的方法是透过病史询问或面谈后，进行理学检查，根据病史与检查所见做实验诊断与影像检查，以期在众多鉴别诊断中排除可能性较低者，获得最有可能的诊断；获得诊断后，内科的治疗方法包含追踪观察，生活方式，药物，介入性治疗（如心导管，内视镜）等，根据病人的状况调整药物之使用，防止并处理副作用及并发症。内科学是临床医学中的核心学科，临床医学的共性诊断与治疗思维，集中表达在内科学中；且在临床实践中，内科疾病也最为常见，因此学好内科学不仅对学习、掌握其它学科有所裨益，而且更是大多数病人的需要。

心血管内科

◆ **高血压**

在未用抗高血压药情况下收缩压≥139毫米汞柱和/或舒张压≥89毫米汞柱，按血压水平将高血压分为1、2、3级。收缩压≥140毫米汞柱和舒张压<90毫米汞柱单列为单纯性收缩期高血压。患者既往有高血压史目前正在用抗高血压药，血

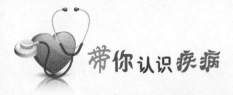

带你认识疾病

高血压患者占全国人口
比例及患者类型图

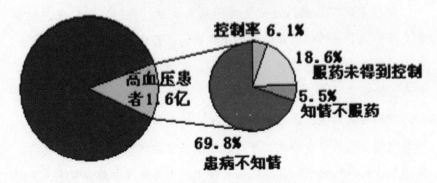

高血压患者比例

压虽然低于140/90毫米汞柱，亦应该诊断为高血压。

1. 高血压患者的一般规律

（1）高血压患病率与年龄呈正比；

（2）女性更年期前患病率低于男性更年期，之后高于男性；

（3）有地理分布差异：一般规律是高纬度（寒冷）地区高于低纬度（温暖）地区，高海拔地区高于低海拔地区；

（4）同一人群有季节差异冬季患病率高于夏季；

（5）与饮食习惯有关：人均盐和饱和脂肪摄入越高平均血压水平越高，经常大量饮酒者血压水平高于不饮或少饮者；

（6）与经济文化发展水平呈正相关：经济文化落后的未"开化"地区很少有高血压，经济文化越发达人均血压水平越高；

（7）患病率与人群肥胖程度

和精神压力呈正相关关系，与体力活动水平呈负相关；

（8）高血压有一定的遗传基础：直系亲属（尤其是父母及亲生子女之间）血压有明显相关，不同种族和民族之间血压有一定的群体差异。

2. 高血压的六大危险症状

（1）失眠：大多数是入睡困难、早醒、易惊醒、睡眠不踏实、易做噩梦这些都与大脑皮质功能紊乱及自主神经功能失调有关；

（2）头疼：头后脑经常疼，并伴有恶心、呕吐症状。若经常感到头痛，而且很剧烈，同时又恶心作呕，就可能是向恶性高血压转化的信号；

（3）眩晕：这一症状女性患者出现较多，可能会在突然蹲下或起立时发作；

（4）耳鸣：双耳耳鸣，持续时间较长；

（5）肢体麻木：常常是手指、脚趾麻木或皮肤如蚁行感，手指不灵活。身体其他部位也可能出现麻木，还可能感觉异常，甚至半身不遂；

（6）心悸气短：高血压会导致心肌肥厚、心脏扩大、心肌梗死、心功能不全，这些都是导致心悸气短的症状。

3. 高血压的预防

（1）合理膳食

民以食为天，合理的膳食可以使身体不胖不瘦，胆固醇不高不低，因此，饮食对于高血压患者是极为重要的。

（2）高血压患者的饮食宜忌：

①碳水化合物食品：

不能食用的食品：蕃薯、干豆类、味浓的饼干类。

适宜的食品：米饭、粥、面、面类、葛粉、汤、芋类、软豆类。

②蛋白质食品：牛肉、猪瘦肉、白肉鱼、蛋、牛奶、奶制品

（鲜奶油酵母乳冰淇淋乳酪）大豆制品（豆腐纳豆黄豆粉油豆腐）等这些都是有益的。

应忌的食物：脂肪多的食品（牛、猪的五花肉、排骨肉、鲸鱼、鲱鱼、金枪鱼等加工品（香肠）。

③脂肪类食品

应忌的食品：动物油、生猪油、熏肉、油浸沙丁鱼。

适宜的食品：植物油、少量奶油、沙拉酱。

④维生素、矿物质食品

应忌的食物：纤维硬的蔬菜（牛蒡、竹笋、豆类）；刺激性强的蔬菜（香辛蔬菜、芒荽、芥菜、葱、芥菜）。

适宜的食品：蔬菜类（菠菜、白菜、胡萝卜、番茄、百合根、南瓜、茄子、黄瓜）；水果类（苹

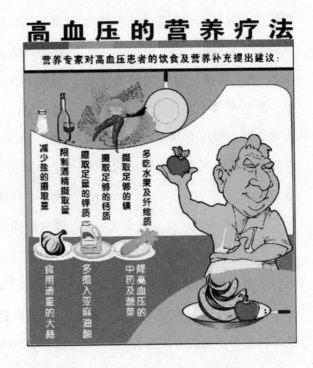

高血压的营养疗法

营养专家对高血压患者的饮食及营养补充提出建议：

减少盐的摄取量

限制酒精摄取量

摄取足量的钾质

摄取足够的钙质

多吃水果及纤维质

摄取足够的镁

食用适量的大蒜

多摄入亚麻油酸

降高血压的中药及蔬菜

高血压的食疗

果、桔子、梨、葡萄、西瓜）；海藻类、菌类宜煮熟才吃。

⑤其他食物

应忌的食物：香辛料（辣椒、咖喱粉）酒类饮料、盐浸食物（咸菜类、咸鱼子）酱菜类、咖啡。

适宜的食品：淡香茶、酵母乳饮料。

◆ 蜂螫伤

蜂毒之主要成分为蚁酸 也含有作用于神经系统的毒素。

1. 蜂螫伤的表现

（1）局部表现

螫伤部位红肿，中央可见小黑点，多为刺伤点或毒刺存留部位周围可有丹毒或荨麻疹样。

（2）全身症状

一般不甚明显，但被群蜂多处螫伤时症状较重可出现头晕、头痛、寒战、发热、气喘、心率增快、血压下降甚至休克昏迷等。

2. 蜂螫的防治

被蜜蜂螫时，为了减轻疼痛，避免发生中毒现象，可以在伤口部位先把硬刺取出。如果伤口是在四肢可以用绳子在伤口上方绑紧，防止毒液顺着血流流到别处，然后再用手或其他器具将毒液从伤口挤出，待流出部分血水后松开绳子，用浓肥皂水或碱水涂抹伤口或是用

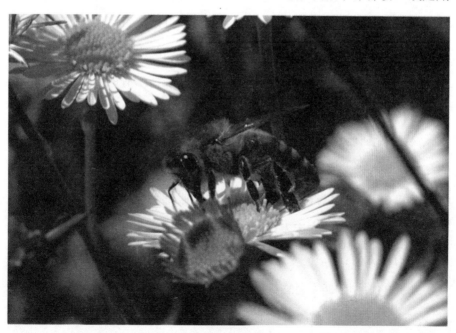

蜜 蜂

氨水小苏打水清洗伤口，也可以让酸性的毒液和碱性液体中和，这样伤口的症状就能稍微减轻了，但是如果是被虎头蜂毒蝎或其他毒虫螫伤，也可先用这种方法作紧急处理然后，再送医治疗才是安全且正确的方法。

◆ 甲 亢

甲亢由多种原因引起，血中甲状腺激素增多并作用于全身组织器官所致的内分泌病，简称甲亢。其临床表现可有心慌怕热、多汗、食量增多消瘦、颈粗、突眼等症状，若处理得当，完全可以治愈。

1. 甲亢的临床表现

甲亢是全身性疾病，全身各个系统均会有异常，以毒性弥漫性甲状腺肿为例特征性的临床表现，概括起来有三方面：

（1）代谢增加及交感神经高度兴奋的表现。病人常有多食易饿、消瘦无力、怕热多汗、皮肤潮湿，也可有发热腹泻、容易激动、好动、失眠、心跳增快，严重时心律不规则，心脏增大，甚至心功能衰竭。

（2）甲状腺为程度不等的弥漫性对称肿大。肿大程度与病情不一定平行，由于腺体中血管扩张和血流加快，在肿大的甲状腺上可听到杂音，或可以摸到如猫喘一样的颤动。

（3）眼部会有变化，由于交感神经过度兴奋，可表现眼裂变大眼睑后缩眨眼减少，呈现凝视状态或惊吓表情。有的病人由于眼部肌肉受侵犯，眼球活动受限制，产生视物成双的复视现象或眼结膜角膜水肿，也可破溃病人常有眼球突出，眼部病变严重的可有视神经乳头或视网膜水肿出血，视神经受到损害可引起视力减退甚至失明。

但是，也有少部分患者的表现与上述不完全相同。一些年龄偏大的病人只有少数症状或体征有突出表现，某一系统的症状如消瘦明显或心律不规则；有些患者衰弱乏力倦怠精神淡漠；有的表现精神失常；也可见到以肢体颤抖或以反复发生的肢体力弱或瘫痪前来就诊的，检查时有的患者并非甲状腺弥漫性肿大，而是一侧或是一侧的一部分肿大极少数病人可伴有小腿前的限局性粘液性水肿，表现于手脚末端的甲状腺肢病或男性乳房增生等。

2. 甲亢妊娠

甲亢对妊娠不利，抗甲状腺药可以通过胎盘，并可能引起流产、早产及胎死宫内等。妊娠以后，甲亢症状可能加重。甲亢妊娠时，胎儿的存留及人工流产问题，要根据具体情况谨慎决定。

3. 甲亢的预防

（1）预 后

一种观点认为本病自然治愈是不可能的；另有人认为对甲亢患者不予特殊治疗，也有很高的缓解率，看来二者均有不全面之处，本病发生后不少病人可有或长或短时间的自然缓解或病情稳定，若能及时治疗，绝大部分可以治愈治疗后产生不可逆的合并症者为数很少。

（2）预 防

情志因素在甲亢的发病中具有重要的作用。生活中首先应保持精神的愉悦、心情舒畅。其次合理的饮食安排，避免刺激性食物，这也

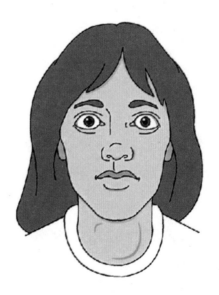

甲亢患者眼睛凸出

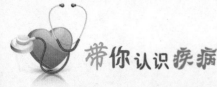

是非常重要的预防措施；同时生活起居要有规律，不能太过于劳累；经常参加一些运动量较小的提云锻炼，增强体质、提高自身的免疫力和抗病能力等也都非常重要。

防病于未然，是最理想的预防。假如甲亢已经发生，则应早期确诊，早期治疗，以防止本病的传变，即防止病情发展加重和其引发的一些并发症。

愈后防复发，病情好转的过程中更应该慎重，如果不慎重，原有病情有可能迁延和复发。因此，初愈阶段，药物、饮食、精神状态等要综合调理，并要定期检查，认真监控。

总的来说，内陆缺碘地区补碘应该有限制，服用甲状腺片剂也要有限制；沿海地区应注意食用含碘食物，勿用高碘饮食；要定期进行甲亢检查，一旦发现有异常的情况，应当即时去当地正规医院进行治疗。

◆ 高山病

海拔在3000米以上的地区称为高原地区，其特点为气压低，氧分压也相应降低易导致人体缺氧。高原建设者、边防战士登山运动员等如未采取预防措施，可引起高原病或高原适应不全症，又称高山病。

高山病的预防主要表现在以下方面：

（1）对进入高原地区人员应进行全面体格检查。一般健壮者较易适应低氧环境，凡孕妇及有明显心肺肝肾等疾病高血压Ⅱ期患有癫痫、严重神经衰、弱消化道溃疡活动期严重贫血者均不宜进入高原地区。

（2）平时应加强体育锻炼，实行阶梯上升，逐步适应登山速度是极为重要的。据报道3日内由平原抵海拔4200米处急性高原病发生率83.5%，而由2261米经阶梯适应在7~15日内抵4200米处时发病率仅52.7%（P<0.001）。

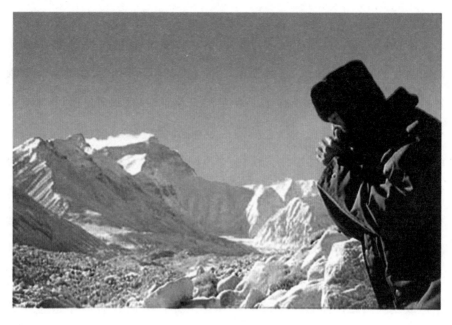

高山病

（3）药物预防。为防止缺氧所致急性高原反应可适当采用药物预防，如利尿剂、镇静剂、肾上腺、皮质激素维生素等。

（4）初入高原者应减少体力劳动，慢慢视适应程度逐步增加劳动量，高原的劳动环境大多处于4000米以下，其对劳动能力的影响比平原要降低30%～50%；因此在高海拔区（3500米以上）的劳动定额应相应地降低在海拔2300米处，应注意保暖防止急性上呼吸道感染。

（5）初入高原时，应多食碳水化合物类、多种维生素和易消化食品高碳水化合物，食品可提供葡萄糖和增强肺部弥散能力以便在高原进行重体力劳动，禁止饮酒。有高山病症状者睡眠时采取半卧位可以减少右心的静脉回流和肺毛细血管充血，对身体有益。

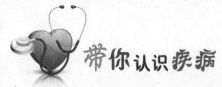

◆ 休 克

休克是一种急性组织灌注量不足而引起的临床综合征，它是临床各科严重疾病中常见的并发症。休克的共同特征是有效循环量不足，组织和细胞的血液灌注虽经代偿仍受到严重的限制从而引起全身组织和脏器的血液灌注不良，导致组织缺氧、微循环瘀滞脏器功能障碍和细胞的代谢功能异常等一系列病理生理改变。因此，休克的发病规律一般是从代偿性低血压（组织灌注减少）发展到微循环衰竭，最后导致细胞膜的损伤和细胞死亡。

1. 休克的临床表现

休克的主要临床表现有血压下降，收缩压降低至12千帕（90毫米汞柱）以下脉压差小于2.67千帕（20毫米汞柱），面色苍白，四肢湿冷和肢端紫绀浅表静脉萎陷，脉搏细弱，全身无力尿量减少，烦躁不安，反应迟钝神志模糊，甚至昏迷等。

2. 休克的预防

休克能通过预防达到少发生或者不发生。休克的预防应采取综合措施，对有可能发生休克的伤病员，应针对病因采取相应的预防措施。对外伤病员要进行及时而准确的急救处理，活动性大出血者要确切止血；骨折部位要稳妥固定；软组织损伤应予包扎防止污染；呼吸道梗阻者需行气管切开；需后送者应争取发生休克前后送并选用快速而舒适的运输工具。运输时病人头向车尾或飞机尾防行进中脑贫血后送途中要持续输液并做好急救准备。

严重感染病人应采用敏感抗生素静脉滴注，积极清除原发病灶（如引流排脓等）对某些可能并发休克的外科疾病抓紧术前准备2小时内行手术治疗，如坏死肠段切除。

同时，还必须充分做好手术病人的术前准备，包括纠正水与电解质紊乱和低蛋白血症；补足血容量；全面了解内脏功能；选择合适的麻醉方法还要充分估计术中可能发生休克的各种因素采取相应的预防低血容量休克的措施。

综上所述可概括为：积极消除病因，保护提高机体的调节代偿能力，减少休克的发生。

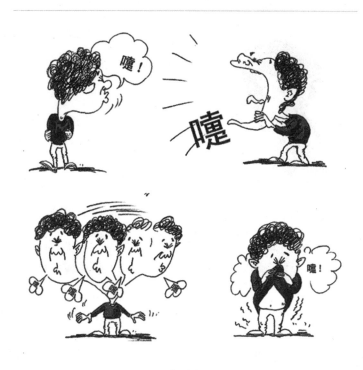

感　冒

◆ **中暑衰竭**

中暑衰竭是指因出汗所致的过多的液体和电解质丢失而引起的低血容量和电解质失平衡。

1. 中暑衰竭的表现及诊断

过多的出汗但未及时补充液体而可引起中暑衰竭，伴疲乏虚弱和焦虑接着发生循环虚脱而可见缓慢

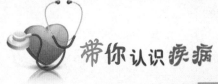

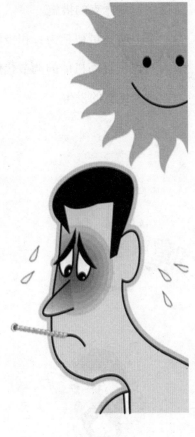

中　暑

而纤细的脉搏；血压低而不易测知；皮肤冷而苍白粘腻；精神障碍继之出现休克样神志不清核心体温在38.3℃～40.6℃之间长时间站立于高温环境促发的轻度中暑衰竭（因血液淤积于热扩张的下肢血管）的症状为亚正常体温和单纯性昏厥。

引起循环虚脱的中暑衰竭比中暑更难，与胰岛素休克中毒出血或外伤性休克相区别，通常有高温环境暴露史，缺乏液体的补充无其他可见的原因以及对治疗的反应可作为诊断的足够依据，除非长时间循环衰竭，中暑衰竭通常是短暂的预后也会好的。

2. 中暑衰竭的预防

（1）进行预防中暑的卫生宣传；

（2）热适应锻炼；

（3）补充含盐清凉饮料与营养；

（4）改善劳动环境与居住条件；

（5）重视老弱病孕的夏季保健；

（6）执行有关高温作业禁忌证规定。

神经内科

神经系统是由脑、脊髓及周围神经组成，它是内科学的重要分支。神经内科主要包括脑血管疾病（脑梗塞、脑出血）、偏头痛、脑部炎症性疾病（脑炎、脑膜炎）、脊髓炎、癫痫（抽搐）、老年性痴呆、神经系统变性病、代谢病和遗传病、三叉神经痛、坐骨神经病、周围神经病（四肢麻木、无力）及重症肌无力等，有CT、脑电图、TCD（经颅多普勒超声）及血流变学检查等检测手段。同时诊治神经衰弱、失眠等功能性疾患。

◆ 痴呆综合症

痴呆综合症是慢性全面性的精神功能紊乱，以缓慢出现的智能减退为主要临床特征，包括理解、记忆、判断、思维、计算等功能的减退和不同程度的人格改变 而没有意识障碍。多见于起病缓慢，病程较长的脑器质性疾病 故又称为慢性脑病综合症。

1. 痴呆综合征的预防

引起痴呆综合征的原因可能很多，治疗和预防都取决于病因。有些痴呆是可治的，应努力查明，积极治疗，例如脑膜瘤、正常压脑积水维生素B_1或B_{12}缺乏、低糖血症、甲状腺功能减退、低钙性脑病肝脑综合征等，其痴呆症象经过恰当治疗可以逆转。

临床上，痴呆多见于慢性脑器质性病变，对这类患者应鼓励他们树立信心，努力维持生活能力和参与社会活动，加强家庭和社会对病人的照顾和帮助，进行康复治疗和训练定向障碍和视空间障碍的患者应减少外出，以防意外晚期患者需要照看，防止鲁莽行为自伤或伤及家人病人预后较差病程5～12年多死于肺部及泌尿感染褥疮等并发症。

◆ 鼾 症

为了维持生命器官的代谢需求，睡眠时也要求不间断地进行气体交换，以便摄取氧气，排出二氧化碳，并保持内环境稳定。如果睡眠时口咽、鼻咽部无气流通过的时间长达十秒以上，即可称为鼾症，也称睡眠呼吸暂停。频繁发生睡眠呼吸暂停可引起二氧化碳潴留和低氧血症 进而引起体、肺循环压力升高和心律失常等并发症。

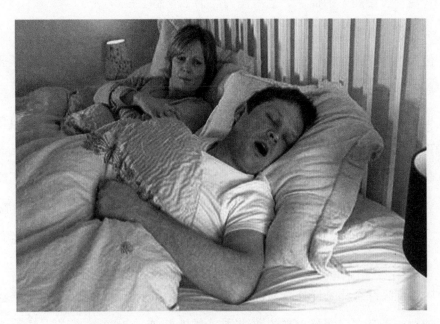

鼾 症

1. 鼾症的主要症状

（1）清晨头痛、白天嗜睡，容易疲劳并伴有反复严重打鼾，睡眠不安稳者；

（2）睡眠时伴有明显低氧血症和心律失常者；

（3）与脊柱后侧凸肌肉萎缩有关的膈肌或胸廓损害者；

（4）慢性阻塞性肺病伴有睡眠呼吸暂停者；

（5）通气或血流比例和弥散严重受损的肺疾病，如肺纤维化囊性纤维化纤维化性肺结核；

（6）影响呼吸中枢的疾病；

（7）肥胖性低通气综合征；

（8）慢性高山病睡眠中反复出现低氧血症者；

（9）长期接受强效利尿剂由于代谢性碱中毒抑制通气功能者。

2. 鼾症的预防与保健

（1）增强体育锻炼，保持健康良好的生活习惯；

（2）避免烟酒嗜好，因为吸烟能引起呼吸道症状加重，饮酒加重打鼾、夜间呼吸紊乱及低氧血症。尤其是睡前饮酒。只有保持鼻、咽部的通畅，才能减轻鼾声；

（3）对于肥胖者，要积极减轻体重，加强运动；

（4）鼾症病人多有血氧含量下降，故常伴有高血压、心律紊乱、血液粘稠度增高，心脏负担加重，容易导致心脑血管疾病的发生，所以要重视血压的监测，按时服用降压药物；

（5）睡前禁止服用镇静、安眠药物，以免加重对呼吸中枢调节的抑制。

（6）采取侧卧位睡眠姿势，尤以右侧卧位为宜，避免在睡眠时舌、软腭、悬雍垂松弛后坠，加重上气道堵塞。可在睡眠时背部褙一个小皮球，有助于强制性保持侧卧位睡眠；

（7）手术后的患者要以软食为主，勿食过烫的食物。同时要避

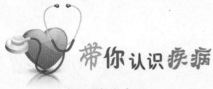

免剧烈活动；

（8）鼾症病人还应预防感冒并及时治疗鼻腔堵塞性疾病。

◆ 老年痴呆症

所谓的老年痴呆症，又称"阿尔茨海默病"，是发生在老年期及老年前期的一种原发性退行性脑病，指的是一种持续性高级神经功能活动障碍，即在没有意识障碍的状态下记忆、思维、分析判断视空间辨认、情绪等方面的障碍。其特征性病理变化为大脑皮层萎缩并伴有β-淀粉样蛋白（β-amyloid，β-AP）沉积，神经原纤维缠结，大量记忆性神经元数目减少，以及老年斑的形成。

目前，尚无特效治疗或逆转疾病进展的治疗药物来治疗老年痴呆症。因此，老年痴呆症重在预防。

由于痴呆的病因不同预防的方法也不同主要有以下几个方面：

（1）改善劳动环境；

（2）忌酒和戒烟；

（3）饮食调节；

既要防止高脂食物引起胆固醇升高，又要摄取必要的营养物质，如蛋白质、无机盐类、氨基酸及多种维生素，特别是维生素B_1、B_2和B_6，维生素C和维生素E对老年人也都非常重要；

（4）保持精神愉悦利于长寿及精神健康；

（5）要安排好生活与学习；

老年人为了能保持头脑清晰，仍然要坚持学习新知识，保持与社会广泛的接触；

（6）在离退休之前，要在思想上、物质上做好一切准备，丰富的生活内容广泛的兴趣和爱好可以促进脑力活动还可以延缓或减轻衰老的进程；

（7）定期进行体检及早治疗，对身体既要重视又不必过分注意或担心；

（8）经常进行户外活动：老

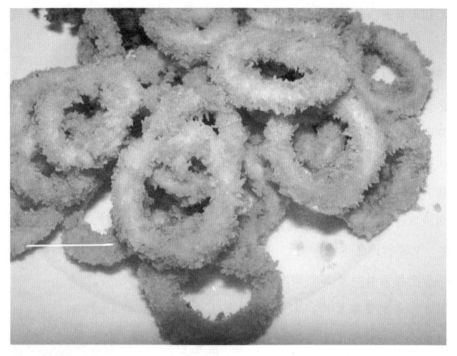

高脂食物

年人适合进行运动不不剧烈，持　　跑、体操、太极拳、太极剑及传
续较长的运动项目，如步行、慢　　统舞等。

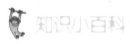

日本预防老年痴呆症的十大要诀

日本预防痴呆协会邀请研究痴呆医学的专家提出了预防老年痴呆症

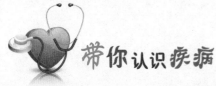

的10大要诀：

1.饮食均衡，避免摄取过多的盐分及动物性脂肪。

老年人一天食盐的摄取量应控制在10克以下，尽量少吃动物性脂肪及糖蛋白质食物纤维、维他命矿物质等也都要均衡摄取。

2.进行适度运动

老年人维持腰部及脚和手的运动是非常重要的，常做一些复杂精巧的手工会促进脑的活力，做菜、写日记、吹奏乐器、画画等也都有预防痴呆的效果。

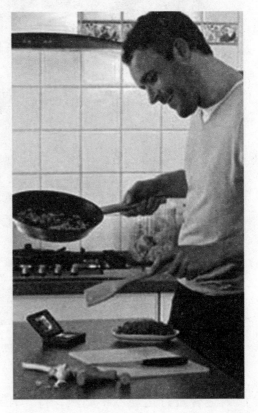

烹饪

3.避免过度烟酒

老年人生活要有规律，不能过度抽烟喝酒，这些会影响肝功能，引起脑机能异常。一天喝酒超过0.3升以上的人比一般人更容易得脑血管性痴呆，抽烟不只会造成脑血管性痴呆，也是心肌梗塞等危险疾病的重要原因。

4.预防动脉硬化，高血压和肥胖等生活习惯病早发现早治疗。

5.小心不要跌倒，头部摔伤会导致痴呆，高龄者必要时应使用拐杖。

6.对事物常保持高度的兴趣及好奇心，可以增加人的注意力防止记忆力减退。老年人应该多做些感兴趣的事及参加公益活动社会活动等来强化脑部神经。

7.要积极用脑，预防脑力衰退，即使在看电视连续剧时随时说出自己的感想，便可以达到活用脑力的目的，读书发表心得、下棋、写日记、写信等都是简单而有助于脑力的方法。

8.随时对人付出关心，保持良好的人际关系，找到自己的生存价值。

9.保持年轻的心，适当打扮自己，愉悦心情。

10.避免过于深沉、消极、唉声叹气，要以开朗的心情生活。高龄者常须面对退休朋友亡故等失落的经验，很多人因而得了忧郁症使免疫机能降低没有食欲和体力甚至长期卧床。

◆ **偏头痛**

偏头痛是一类有家族发病倾向的周期性发作疾病，表现为发作性的偏侧搏动性头痛伴恶心、呕吐及羞明，经一段歇期后再次发病在安静、黑暗环境内或睡眠后头痛缓解。在头痛发生前或发作时可伴有神经精神功能障碍。

1. 偏头痛的主要特征

（1）典型性偏头痛

多数病人呈周期性发作，女性多见。发病前大部分病人可出现视物模糊、闪光、幻视、盲点、眼胀、情绪不稳，几乎所有病人都怕光，数分钟后即出现一侧性头痛，大多数以头前部、颞部、眼眶周围、太阳穴等部位为主。可局限某一部位，也可扩延整个半侧，头痛剧烈时可有血管搏动感或眼球跳出感。疼痛一般在1～2小时达到高峰，持续4~6小时或十几小时，重者可历时数天，病人头痛难忍十分痛苦。

（2）普通型偏头痛

普通型占80%，比较常见，发病前可没有明显的先兆症状，也有部分病人在发病前有精神障碍、疲劳、哈欠、食欲不振、全身不适等表现，女性月经来潮、饮酒、空腹饥饿时也可诱发疼痛。头痛多呈缓慢加重，疼痛部位可为一侧或双侧，也有的为整个头部，疼痛的程度也较典型性偏头痛轻。

（3）丛集性偏头痛

其特点是没有先兆症状，每次发作的时间大致相同。头痛常突然开始，持续30~120分钟，在一天内可发生多次，临床表现可出现眼眶发胀、流泪、眼结膜充血、鼻塞、出汗、痛侧颜面部烧灼感等，典型病例可见头皮血管

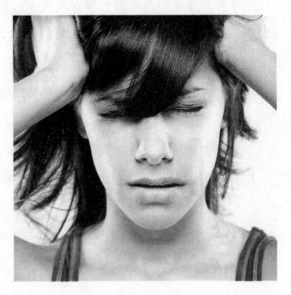

偏头痛症状

增粗、弯曲等。

另外，偏头痛还包括：家族偏瘫性偏头痛；腹痛性偏头痛；神经精神性偏头痛；基底动脉性偏头痛；视网膜性偏头痛；月经期偏头痛。

2. 偏头痛治疗性预防

偏头痛迄今尚无特效治疗方法，但是，实践证明：患者除通过心理调适、饮食调养外，最有效的治疗方式是在偏头疼的间隙期进行

预防性治疗。

（1）少碰3C食物

奶酪起司、巧克力、柑橘类食物，以及腌渍沙丁鱼、鸡肝、西红柿、牛奶、乳酸饮料等富含酪胺酸。而酪胺酸是造成血管痉挛的主要诱因，所以如果你有偏头疼的病史，那么最好远离这些食物。

（2）少食香肠、热狗

香肠、热狗、火腿、腊肉等腌熏肉类、加工肉品等含有亚硝酸盐的食品，以及含味精多的食品会害你偏头痛，日常生活中最好尽量少吃些。

（3）警惕代糖食品

研究发现：代糖"阿斯巴甜"会过度刺激或干扰神经末梢，增加

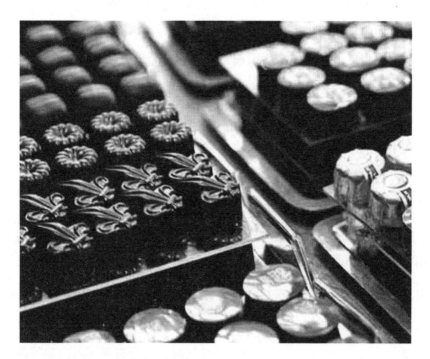

巧克力

肌肉紧张，而引发偏头疼。而低糖可乐、低糖汽水、无糖口香糖、冰淇淋、综合维他命和许多成药中都含有阿斯巴甜。所以对代糖过敏的人，只要啜饮一小口低糖汽水，就会引发头痛。

（4）使用止痛药、感冒糖浆需谨慎

止痛药可能是个诱人的陷阱。许多人私下服用止痛药以企图减轻疼痛，然而超量服用止痛药，不但无法解疼，相反地会造成药物引起的"反弹性头痛"，让你患上慢性偏头疼。如果一星期吃超过2或3次止痛药来缓解疼痛，请立即停止使用，并且马上就医。

（5）多食用含镁的食物

镁能调节血流、放松肌肉。对某些人来说，即使只缺一点镁，就能引发头痛。美国全国头痛基金会建议，每天最好补充500～750毫克的镁剂。

（6）补充维生素B_2

研究发现，口服高剂量维生素B_2，可减少偏头痛发作的频率和持续的时间，但其剂量一天不应超过400毫克。

（7）应慎重食用咖啡

咖啡因会刺激神经系统，并干扰睡眠，喝多易上瘾，而戒咖啡时则会引发偏头疼。所以，一天中摄入的咖啡的含量最好少于100毫克（大约一杯浓咖啡）。

（8）少喝红酒

所有酒精类饮料都会引发头痛，特别是红酒含有更多诱发头痛的化学物质。如果真想喝点酒，那最好选择伏特加、白酒这类无色酒。

（9）学会减压

如果常因工作压力而导致偏头痛，经常泡泡温水浴，或尝试一些肌肉放松技巧，例如腹式呼吸技巧：慢慢吸气，令腹部充分外鼓，吐气时，感受腹部逐渐内扁等都能起到效果。

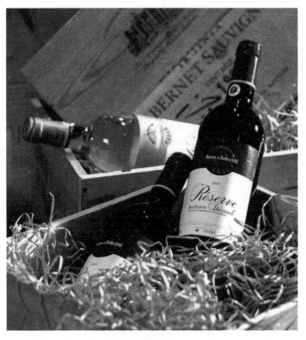

红 酒

（10）运动要有规律

医生指出：对有偏头痛的人来说，着重呼吸训练、调息的运动（例如瑜伽、气功），可帮助患者稳定自律神经系统、减缓焦虑、肌肉紧绷等症状。

（11）睡眠要有规律，作息有则

维持规律的作息，即使在假日也定时上床、起床，对有偏头痛的人来说格外重要。因为，睡眠不足或睡太多都容易引发偏头痛。

（12）善用热敷和冰袋

头疼时，试着把热敷袋放在颈部、在前额放冰袋。冷热刺激能帮你有效缓解肌肉紧张，减少痛感。

（13）勤做肩颈运动

专家发现：颈部和肩部肌肉的某些部位承受压力时，会加剧偏头痛，甚至令从未有过偏头疼的人患上慢性偏头痛。所以对于上班族来说，如果你需要长时间使用计算机，则要注意屏幕和座椅高度及坐姿，且每工作50分钟，最好休息10分钟，并常常绕动颈肩部。

（14）月经期多喝水

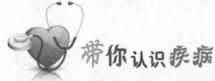

偏头疼常会在女性月经期发作，所以当经期快到时及经期之间，最好比平常喝更多水，以帮助身体排毒，有效降低偏头疼的发病机率。

（15）小心香水和清洁剂

强烈的气味，如香烟和雪茄、油漆、废气、清洁剂和化学洗涤剂、印刷油墨等，会引发偏头疼。平日里最好经常开窗通风，并尽量避免接近加油站等有强烈刺激气味的场所。

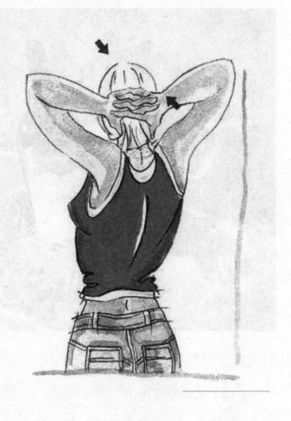

肩颈运动

（16）避孕药慎用

有些女性首次服用避孕药后，便开始偏头痛发作。一些专家研究认为，患偏头痛的女性服用避孕药，甚至会增加中风的风险。

（17）太阳眼镜常用

神经内科的大夫提醒大家：

强烈的阳光和反射闪光能使偏头痛的发病率上升25%～30%。所以有偏头痛的人外出时最好戴上太阳眼镜，避免强光照射。

（18）营造安静的环境

强烈的光、吵杂的环境都能诱发偏头痛。有70%以上的偏头痛病

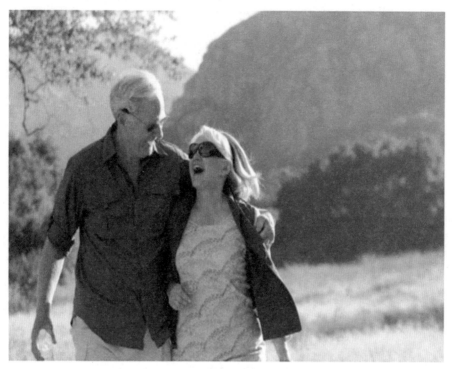

外出戴太阳眼镜

人对吵闹声超乎寻常的敏感。装修时，最好让工人加强一下房间的隔音效果，窗帘最好也选择稍厚一点的款式。

（19）吃鱼防头疼

每周至少吃3次鱼并服食一些鱼油补给品能有效减少偏头痛发作的频率。

◆ **酒精中毒**

酒精中毒是指饮酒所致的精神和躯体障碍，酒精依赖系指慢性酒精中毒者一旦停饮，可产生一系列戒断症状。实际上酒精依赖者经常处于中毒状态中。

世界卫生组织提出酒精依赖综合征的特征有（1977年）：

（1）不可克制的饮酒冲动；

（2）有每日定时饮酒的模式；

（3）对饮酒需要超过其它一切活动；

（4）对酒精耐受性的增高；

（5）反复出现戒断症状；

（6）只有继续饮酒才可能消除戒断症状；

（7）戒断后常可旧瘾重染。

在临床表现方面，最常见的早期症状为四肢与躯干的急性震颤。患者不能静坐或稳定地握杯，易激动和惊跳，害怕面向他人，常见恶心呕吐和出汗若给饮酒上述症状迅速消逝否则会持续数天之久进一步发展可有短暂错觉幻觉视物变形发音不清或狂叫随后可出现癫痫发作48小时后可产生震颤谵妄。

呼吸内科疾病

呼吸内科是研究与呼吸相关的疾病的临床内科，常见以肺部疾病为主。

◆ 百日咳

百日咳是小儿常见的急性呼吸道传染病，百日咳杆菌是本病的致病菌。其特征为阵发性痉挛咳嗽，咳嗽末伴有特殊的吸气吼声，病程较长，可达数周甚至3个月左右故有百日咳之称。幼婴患本病时易有窒息、肺炎脑病等并发症，病死率高。

百日咳是一种常见的儿童传染病，1~6岁患病的较多，只要不发生并发症，一般都能自行痊愈，而

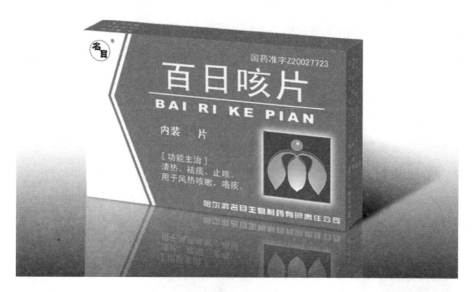

百日咳药

且有较持久的免疫力。人在一生中得二次百日咳的情况极为少见。孩子得百日咳后，除应及时治疗外，还应禁忌以下几点：

（1）忌关门闭户，空气不畅。有的家长见孩子咳嗽，怕孩子着凉，把门户关得严严的。然而，事实上这样并不好。百日咳的孩子由于频繁剧烈的咳嗽，肺部过度换气，易造成氧气不足，一氧化碳滞留，应有较多的氧气补充，让孩子多在户外活动，在室内也尽量保持空气新鲜流通，对孩子有益无害。

（2）忌烟尘刺激。家中如有吸烟的人，在孩子病期最好不要吸烟，或到户外去吸烟。此外，生炉子、炒菜等，一定要设法到室外进行。

（3）忌卧床不动。有的家长以为活动会加重孩子咳嗽，这是一

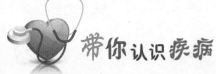
种误解。百日咳的咳嗽是阵发性的，让孩子在空气新鲜的地方适当做些活动和游戏往往会减轻咳嗽。

（4）忌饮食过饱。过饱会加重胃肠功能的负担，心脏要输出过多的血液维持胃肠功能的需要，势必造成呼吸系统供血供氧不足，不利于身体的康复。

（5）忌和别种病儿接触，以免感染，引起别的并发症，因此时抵抗力、免疫力都比较低下。

（6）忌疲劳过度。百日咳病期长，对孩子的身体消耗很大，所以既不可不让孩子活动，又不可放纵不管，要有足够的营养及休息，所以活动必须适度。

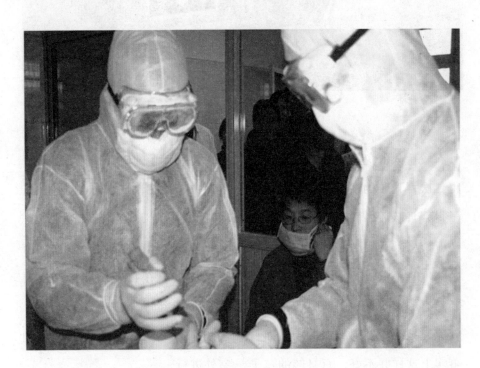

禽流感

◆ **禽流感**

禽流感是由A型流感病毒引起的家禽和野禽的一种从呼吸病到严重性败血症等多种症状的综合病症。目前在世界上许多国家和地区都有发生，给养禽业造成了巨大的经济损失。这种禽流感病毒主要引起禽类的全身性或者呼吸系统性疾病，鸡、火鸡鸭和鹌鹑等家禽及野鸟、水禽、海鸟等均可感染发病情况从急性败血性死亡到无症状带毒等极其多样，主要取决于带病体的抵抗力及其感染病毒的类型及毒力。

禽流感病毒不同于SARS病毒，禽流感病毒迄今只能通过禽传染给人，不能通过人传染给人。感染人的禽流感病毒H5N1是一种变异的新病毒并非在鸡鸭鸟中流行了几十年禽流感的H5N2。无须谈禽流感色变。目前没有发现吃鸡造成禽流感H5N1传染人的都是和鸡的密切接触，可能与病毒直接吸入或者进入黏膜等等原因造成感染。

1. 禽流感的主要症状

禽流感的症状依感染禽类的品种、年龄、性别、并发感染程度、病毒毒力和环境因素等而有所不同，主要表现为呼吸道、消化道、生殖系统或神经系统的异常。

常见症状有：病鸡精神沉郁，饲料消耗量减少，消瘦；母鸡的就巢性增强，产蛋量下降；轻度直至严重的呼吸道症状，包括咳嗽、打喷嚏和大量流泪；头部和脸部水肿，神经紊乱和腹泻。

这些症状中的任何一种都可能单独或以不同的组合出现。有时疾病暴发很迅速，在没有明显症状时就已发现鸡死亡。

另外，禽流感的发病率和死亡率差异很大，取决于禽类种别和毒株以及年龄、环境和并发感染等，通常情况为高发病率和低死亡率。在高致病力病毒感染时，发病率和死亡率可达100%。

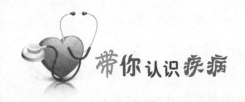

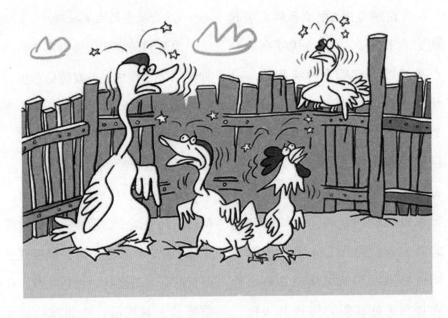

漫画禽流感

禽流感潜伏期从几小时到几天不等，其长短与病毒的致病性、感染病毒的剂量、感染途径和被感染禽的品种有关。

2. 禽流感的预防

（1）加强禽类疾病的监测，一旦发现禽流感疫情，动物防疫部门立即按有关规定进行处理。养殖和处理的所有相关人员做好防护工作。

（2）加强对密切接触禽类人员的监测。当这些人员中出现流感样症状时，应立即进行流行病学调查，采集病人标本并送至指定实验室检测，以进一步明确病原，同时应采取相应的防治措施。

（3）接触人禽流感患者应戴口罩、戴手套、穿隔离衣。接触后应洗手。

（4）要加强检测标本和实验

室禽流感病毒毒株的管理，严格执行操作规范，防止医院感染和实验室的感染及传播。

（5）注意饮食卫生，不喝生水，不吃未熟的肉类及蛋类等食品；勤洗手，养成良好的个人卫生习惯。

（6）养成早晚洗鼻的良好卫生习惯，保持呼吸道健康，增强呼吸道抵抗力。

（7）药物预防对密切接触者必要时可试用抗流感病毒药物或按中医药辨证施防；别去疫区旅游；重视高温杀毒。

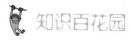

禽流感

联合国宣布将建立全球性禽流感预警系统，追踪候鸟迁徙的飞行路线，以评估禽流感的全球威胁。

这项计划旨在绘出候鸟的飞行方式和路线图，并且标出那些本地鸟类最容易接触候鸟和感染禽流感病毒的高风险地区，不过有关人员还未敲定系统的最后细节。

联合国星期日发表的声明说："这一系统的设计，将能够向各大洲不同国家政府发出通知，告诉他们迁徙的候鸟正在前往他们那里。"

这套预警系统，将帮助一些国家把H5N1禽流感的威胁减到最低，这种致命的病毒已经造成亚洲超过60人死亡，全球数百万家禽被扑杀。

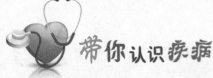

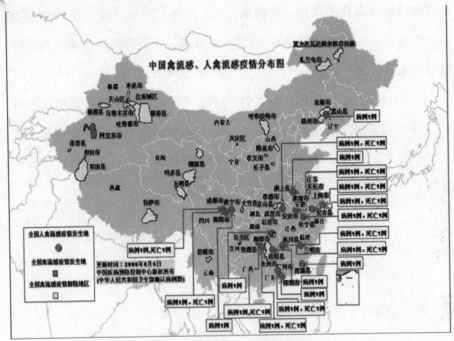

中国禽流感分布情况

卫生专家警告，H5N1病毒还会变异，变得容易在人群中传染，引起一场全球性的大瘟疫。预警系统将由联合国环境规划署、湿地国际、鸟类国际和国际野生动物保护联盟共同管理。

另一方面，美国目前没有能力生产足够疫苗，给全体美国人注射禽流感预防针。

美国卫生部长莱维特说，美国目前只有430万剂禽流感疫苗，还需三到五年时间才能生产3亿剂疫苗。

◆ 肺 炎

肺炎是指终末气道肺泡和肺间质的炎症，可由疾病微生物、理化因素 免疫损伤、过敏及药物所致。细菌性肺炎是最常见的肺炎，也是最常见的感染性疾病之一。日常所讲的肺炎主要是指细菌性感染引起的肺炎，此肺炎也是最常见的一种。在抗生素应用以前，细菌性肺炎对儿童及老年人额健康威胁极大，抗生素的出现及其发展曾一度使肺炎病死率明显下降。但近年来，尽管应用强有力的抗生素和有效的疫苗，可是肺炎总的病死率不再降低 甚至有所上升。

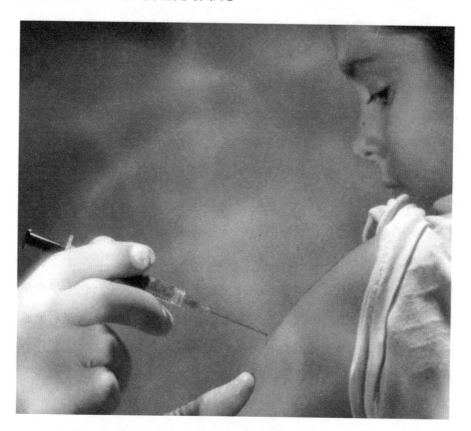

肺炎球菌疫苗接种

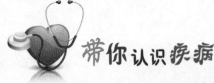
1. 肺炎的表现及诊断

肺炎是由多种病源菌引起的肺充血，水肿，炎性细胞浸润和渗出性病变.临床上常见，可发生于任何的人群，临床表现主要有发热、咳嗽、咳痰、呼吸困难、肺部X线可见炎性浸润阴影。

2. 肺炎的预防与保健

患肺炎较多的是那些体质较弱或患有慢性疾病的人。比如：60岁以上的老年人；反复发作呼吸道感染的儿童和成年人；患有慢性疾病的人，如心脏病、肺部疾病、肾病、肝病、糖尿病、恶性肿瘤的患者；长期住院或卧床在家的伤残病患者；何杰金氏病患者；有酗酒习惯的人等。这些人往往免疫力较低，机体抵御外界有害病菌侵害的能力较弱。

因此，增强体质，提高自身的免疫力，是预防肺炎的有效途径。

其次就是要做好肺炎球菌疫苗的接种，有效地预防肺炎的发生。

◆ 流行性感冒

流行性感冒简称流感，是由流感病毒引起的急性呼吸道传染病。病原体为甲、乙、丙三型流行性感冒病毒，通过飞沫传播，临床上有急起高热、乏力 全身肌肉酸痛和轻度呼吸道症状，病程短，有自限性中年人和伴有慢性呼吸道疾病或心脏病患者易并发肺炎。流感病毒，尤以甲型 极易变异，往往造成暴发、流行或大流行。自本世纪以来已有五次世界性大流行的记载，分别发生于1900年、1918年、1957年、1968年和1977年，其中以1918年的一次流行最为严重，死亡人数达2000万之多。我国从1953年至1976年已有12次中等或中等以上的流感流行，每次流行均由甲型流感病毒所引起进入80年代以后流感的疫情以散发与小暴发为主，没有明显的流行发生。

1. 流行性感冒的症状

（1）起病急骤、畏寒、发

热，体温在数小时至24小时内升达高峰，39～40℃甚至更高。常伴有头痛、全身酸痛、乏力、食欲减退。呼吸道症状较轻，咽干喉痛、干咳、可有腹泻。

（2）颜面潮红：眼结膜外眦充血、咽部充血、软腭上有滤泡。

2. 预防流行性感冒的原理

流感病毒主要通过空气传播和接触传播。这两种传播途径最主要的入侵点都在鼻腔。流感病毒随空气或被污染的物品和手在接触到鼻子时进入鼻腔。

正常情况下，鼻腔本身具备一定的排毒能力，能够及时将流感病毒清理掉。在出现诱发因素的情况下，如受凉、淋雨、过度疲劳等情况下，鼻腔排毒能力减弱，流感病毒长时间停留在鼻腔内，并大量繁殖侵入人体，从而感染上流行性感冒。

洗鼻法很有用，洗鼻法可帮助人体在出现诱发因素的情况下将流感病毒清除出鼻腔，从而极大降低感染几率。

3. 流行性感冒的预防

（1）控制治疗传染源

早发现、早报告、早隔离、早治疗。

呼吸道隔离一周或至主要症状消失。

（2）切断传播途径

一是流行期间，避免集会或集体娱乐活动，老幼病残易感者少去公共场所，注意通风，必要时对公共场所进行消毒。

二是医护人员戴口罩、洗手、防交叉感染。

三是患者用具及分泌物要彻底消毒。

（3）疫苗预防

灭活疫苗：效果较好，接种对象为老人、儿童、严重慢性病患者、免疫力低下及可能密切接触患者的人员；接种时间为每年10～11月中旬，每年接种1次，2

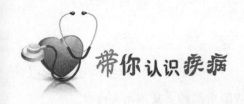

带你认识疾病

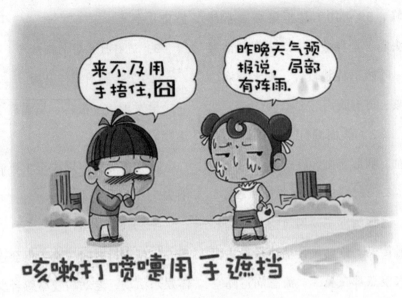

咳嗽打喷嚏用手遮挡

小心传染

周可产生有效抗体。下列情况禁用：对鸡蛋过敏者；急性传染病患者；精神病患者；妊娠早期，6个月以下婴儿。

减毒活疫苗：采用喷鼻法接种。

（4）药物预防

用于易感人群可能感染而未发病者，金刚烷胺100毫克，口服，2次/日，10~14天。对甲型流感有一定预防作用，对乙型流感无效。

预防流感的几种常用小措施：

①室内经常开窗通风，保持空气新鲜；

②少去人群密集的公共场所，避免感染流感病毒；

③加强户外体育锻炼，提高身体抗病能力；

④秋冬气候多变，注意加减衣服；

⑤多饮开水，多吃清淡食物；　　⑥注射流感疫苗。

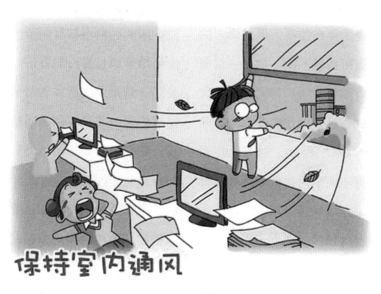

保持室内通风

消化内科疾病

消化内科是研究食管、胃、小肠、大肠、肝、胆及胰腺等疾病为主要内容的临床三级学科。消化内科疾病种类繁多。消化病分为胃肠病、肝病、胰胆疾病、内镜和其它疾病5个部分。下面我们介绍几种常见的消化内科疾病：

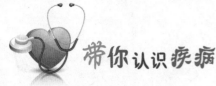

◆ 便 秘

便秘指的是大便次数减少或粪便干燥难解，一般两天以上无排便，则提示存在便秘。但健康人的排便习惯可明显不同。如对一组健康人调查结果表明：每天排便一次者约占60%，一天几次者30%，几天1次者10%。因此，对有无便秘必须根据本人平时排便习惯和排便有无困难作出判断。

便秘的预防主要在于以下几个方面：

（1）便秘预防

粪便主要是由食物消化后构成的，因此，通过饮食调节来防治大便秘结是简且易行的方法。预防便秘第一就是要注意饮食的量，只有足够的量，才足以刺激肠蠕动，使粪便正常通行和排出体外。特别是早饭要吃饱。第二要注重饮食的质，主食不要太精过细，要注意吃些粗粮和杂粮，因为粗粮、杂粮消

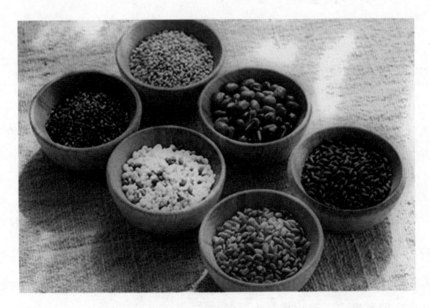

粗 粮

化后残渣多，可以增加对肠管的刺激量，利于大便运行。第三是副食要注意多食含纤维素多的蔬菜，因为正常人每公斤体重需要90～100毫克纤维素来维持正常排便。可多食青菜、韭菜、芹菜、蕃芋等。因为纤维素不易被消化吸收，残渣量多，可增加肠管内的容积，提高肠管内压力，增加肠蠕动，有利于排便。第四要多喝水，尤其是重体力劳动者，出汗较多，呼吸量大，水分消耗多，肠管内水份必然被大量吸收。

早饭前或起床后喝一杯水有轻度通便作用。足量饮水，使肠道得到充足的水分可利于肠内容物的通过。另外可有意多食含脂肪多的食品，如核桃仁、花生米、芝麻、菜籽油、花生油等，它们都有良好的通便作用。

（2）养成良好的排便习惯

每个人都有各种习惯，大便也不例外，到一定的时间就要排便，如果经常拖延大便时间，破坏良好的排便习惯，可使排便反射减弱，引起便秘，所以不要人为地控制排便感。对经常容易发生便秘者一定要注意把大便安排在合理时间，每到时间就去上厕所，养成一个良好的排便习惯。

（3）积极锻炼身体

积极参加一些体育锻炼，有利于排便。经常散步、跑步、作深呼吸运动、练气功、打太极拳、转腰抬腿、参加文体活动和体力劳动等可使胃肠活动加强、食欲增加、膈肌、腹肌、肛门肌得到锻炼；提高排便动力，预防便秘。经常劳动的人很少便秘，而懒于活动，养尊处优的人便秘者较多，因此，要经常运动。

（4）及时治疗有关疾病

有关疾病的治疗对预防大便秘结亦有一定的作用。如过敏性结肠炎、大肠憩室炎、结肠肿瘤、结肠狭窄；甲状腺功能低下、糖尿病；

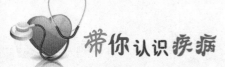

子宫肌瘤；铅、汞等金属中毒。

◆ **胃下垂**

胃下垂是指站立时胃的下缘达盆腔，胃小弯弧线最低点降至髂嵴连线以下，称为胃下垂。胃下垂多是由于膈肌悬吊力不足，肝胃、膈胃韧带功能减退而松驰，腹内压下降及腹肌松驰等因素引起，加上体形或体质等因素，使胃呈极底低张的鱼构状，即为胃下垂所见的无张力型胃。

1. 胃下垂的表现及诊断

（1）消瘦、乏力、胃部胀闷不舒，腹部似有物下坠，平卧时减轻，腹痛无周期性及节律性，常有呕吐、嗳气，饱餐后脐下部可见隆起，而在上腹部反而凹陷。上腹部可扪及强烈的主动脉搏动。

（2）超声波检查：饮水使胃腔充盈后，超声波测出胃下缘下移入盆腔。

（3）X线钡餐检查：为胃下垂最可靠诊断方法。胃下垂程度以胃小弯切迹低于髂嵴连线水平1~5厘米为轻度，6~10厘米为中度，11厘米以上为重度。

轻度下垂者一般无明显症状，下垂明显者有上腹不适，饱胀，饭后明显，伴恶心、嗳气、厌食、便秘等，有时腹部有深部隐痛感，常于餐后，站立及劳累后加重。

长期胃下垂者常有消瘦、乏力、站立性昏厥、低血压、心悸、失眠、头痛等症状。

上腹压痛不固定，可随体位改变，某些患者触诊时可听到脐下振水声，也有少数下垂明显者同时有肝、右肾及结肠下垂征象。

2. 胃下垂的预防与保健

（1）少食多餐

胃下垂患者的消化功能一般较弱，过多的食物入胃，必然会滞留于胃面引起消化不良。所以，饮食调理的第一要求便是少量多餐，每日4~6餐为合适。进餐的类别主餐宜少，蔬菜宜多，经济条件较好者可每日喝一杯牛奶，蒸一碗蛋花，吃几块饼干作为正餐的补充。

（2）细嚼慢咽

胃下垂患者的胃壁张力减低，蠕动缓慢，如果狼吞虎咽那吃下去的食物就会填在胃中。另外，口腔对食物的咀嚼过程还会反射性刺激胃的蠕动，增强胃壁张力。所以，用餐速度要相对缓慢些，细嚼慢咽以利于消化吸收及增强胃蠕动和促进排空速度，缓解腹胀不适。

（3）食物细软

若食物干硬或质地偏硬，如牛排、炸丸子、花生、蚕豆等，进入胃内不易消化，还可能损伤胃粘膜而促进胃炎发生率增高。因此，平时所吃的食物应细软、清淡、易消化。主食应以软饭为佳，如面条要煮透煮软，少吃又厚又硬的夹生面条；副食要剁碎炒熟，少吃生冷蔬菜。但应注意的是，鱼肉不可过熟，因为鱼肉在半生不熟时最嫩和

易消化，对胃的负担最小。

（4）营养均衡

胃下垂患者大多体力和肌力都教弱，加之消化吸收不好，容易产生机体营养失衡，故较正常人更容易感到疲劳和精神萎靡。因此，患者要注意在少量多餐的基础上力求使膳食营养均衡，糖、脂肪、蛋白质三大营养物质比例适宜。但是，脂肪比例要偏低些，因为脂肪特别是动物脂肪在胃内排空最慢，若食脂过多，就会使得本已排空不畅的胃承受压力增加，加重食物滞留，故而要适当限制。而蛋白质食物应略有增加，如鸡肉、鱼肉、瘦猪肉、半熟鸡蛋、牛奶、豆腐、豆奶等，将其做得细软些并不会影响消化吸收。通过增加蛋白质摄入，可增加体力和肌力，缓解易疲劳等症状，也可改善胃壁平滑肌的力量，促进胃壁张力提高，蠕动增强。

（5）少食刺激性食物

刺激性强的食物如辣椒、姜、

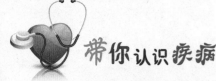

过量酒精、咖啡、可乐及浓茶等，可使胃下垂患者的反酸、烧心症状加重，影响病情改善，故而这些食物应尽量少吃少喝，有所限制。少量饮些果酒和淡茶是有益的，有利于减缓胃下垂的发生与发展。

（6）防止便秘

胃下垂患者的胃肠蠕功往往都比较缓慢，若饮食不当或饮水不足则容易发生便秘，而便秘又会加垂胃下垂程度，所以，患者应特别注意防止便秘。日常饮食中多调配些水果蔬菜，因为水果蔬菜中含有较多维生素和纤维素，尤其是后者可促进胃肠蠕动，使粪便变得松软润滑，防止便秘发生。如清晨喝杯淡盐水或睡前喝杯蜂蜜麻油水，以缓解和消除便秘。

（7）动静相宜

胃下垂患者应该积极参加体育锻炼，这样有助于防止胃下垂继续发展，还可因体力和肌力增强而增强胃张力、胃蠕动，改善症状。但要注意的是餐后不宜立即运动，应保证餐后有30～60分钟的休息，因为餐后立即运动会因食物的重力关系而使胃下垂程度加重。

（8）切勿暴饮暴食，宜少吃多餐

戒烟酒，禁肥甘、辛辣刺激之品，宜食易消化、营养丰富的食品。避免参加重体力劳动和剧烈活动，特别是进食后。饭后散步，有助该病的康复。保持乐观情绪，勿暴怒、郁闷。

养成良好的饮食习惯，定时定量，对体瘦者，应增加营养。应积极参加体育锻炼，如散步、练气功、打太极拳等。预防胃下垂，还要保持乐观积极的情绪。也可采用简便易学的健身法，若已患慢性消化性疾病，应积极彻底治疗，以减少该病的发生。

◆ **食物中毒**

食物中毒是指食用了不利于人

体健康的物品而导致的急性中毒性疾病。通常都是在不知情的情况下发生食物中毒。食物中毒是由于进食被细菌及其毒素污染的食物，或摄食含有毒素的动植物等引起的急性中毒性疾病。变质食品、污染水源是主要传染源。不洁手、餐具和带菌苍蝇是主要传播源。

1. 食物中毒的表现及诊断

食物中毒的原因不同，症状各异，但一般都具有如下流行病学和临床特征：

（1）潜伏期短一般由几分钟到几小时；

（2）病人临床表现相似且多以急性胃肠道症状为主；

（3）发病与食入某种食物有关；

（4）有明显的季节性，夏秋季多发生细菌性和有毒动植物食物中毒；冬春季多发生肉毒中毒和亚硝酸盐中毒等。

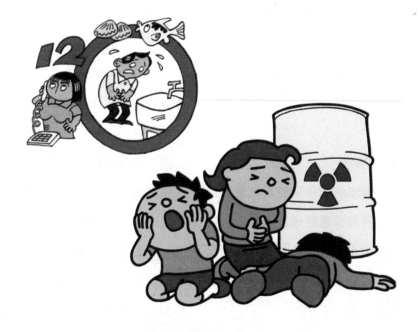

食物中毒症状

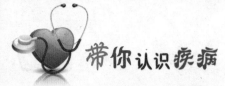

2. 食物中毒的预防

预防食物中毒要做到以下几点：

（1）不吃变质腐烂的食品；

（2）不吃被有害化学物质或放射性物质污染的食品；

（3）不生吃海鲜河鲜肉类等；

（4）生熟食品应分开放置；

（5）切过生食的菜刀菜板不能用来切熟食；

（6）不食用病死的禽畜肉；

（7）不吃毒蘑菇、河豚鱼、生的四季豆、发芽土豆、霉变甘蔗等。

◆ **结肠癌**

结肠癌是常见的消化道恶性肿瘤，占胃肠道肿瘤的第二位。好发部位为直肠及直肠与乙状结肠交界处，占60% 发病多在40岁以后，男女之比为2：1。

1. 结肠癌的表现及诊断

（1）病史及症状

排便习惯或粪便性状的改变，多数表现为大便次数增多，不成形或稀便，大便带血及粘液。有时便秘或腹泻与便秘交替，大便变细。中下腹部疼痛，程度轻重不一，多为隐痛或胀痛。右半结肠癌患者常发现腹部肿块。注意有无贪血、消瘦、乏力、水肿、低蛋白血症等全身症状、肿瘤坏死或继发感染时，患者常有发热。

（2）体检症状

可扪及腹部包块或指肠指诊时发现包块，包块多质硬伴有压痛，形态不规则。贫血、消瘦、恶病质。伴淋巴转移者压迫静脉回流可引起腹水，下肢水肿，黄疸等。

2. 结肠癌的预防

大量摄入某些维生素和微量营养的人群结直肠癌发病率低。研究提示，叶酸硒元素和有机硫有保护作用，富含抗氧化剂（如胡萝卜素维生素C）的食物保护防止结肠癌 的作用尚未经前瞻性试验证实。

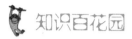

油烟致癌，"煮"菜最安全

癌症近年发病极为多，为预防癌症，新加坡国立大学研究人员建议，在烹饪过程中应尽量保证厨房通风，尽可能避免煎、炒、炸等使用高温食用油的烹饪方式，多用蒸、煮等方式。

新加坡国立大学一个研究小组在英国皇家化学学会出版的权威刊物《环境监测杂志》上发表研究报告说，食用油加热到可以炒或炸的温度后会释放出多种可能对人体有害的化学物质,人们如果经常接触这些物质，会增加肺癌、乳腺癌和膀胱癌的发病概率。

研究人员对中国、印度和马来西亚三国的传统烹饪方法进行了比较，得出结论：马来西亚厨师喜欢炸，这需要把大量油加热到很高温度，因此释放出的有害物质比只用少量油炒菜的中国菜更多。而印度菜大多靠炖和煮，释放出的有害物质就比中国菜和马来西亚菜少得多，因此也更健康，致癌物质就更少。

研究人员提醒说，经常在烹饪过程中接触油烟将增加罹患癌症的风险。通过亚洲三国菜系的比较，重视"炒"的中国菜比喜欢"炸"的马来西亚菜在烹饪过程中释放出的有害物质更少,而以"煮"为主的印度菜则最为安全。

很多人喜欢吃汉堡鸡腿等油炸食物,其实这些食物是不健康的,人们应该尽量少食。

◆ 食管癌

食管癌是发生在食管上皮组织的恶性肿瘤,占所有恶性肿瘤的2%。全世界每年约有20万人死于食管癌,我国是食管癌高发区 因食管癌死亡者仅次于胃癌居第二位,发病年龄多在40岁以上,男性多于女性。但近年来40岁以下发病者有增长趋势。食管癌的发生与亚硝胺慢性刺激、炎症与创伤、遗传因素以及饮水、粮食和蔬菜中的微量元素含量有关。但确切原因不甚明了,有待研究探讨。

1. 食管癌的预防

不吃发霉变质食物;不吃过热、过烫食物,茶、粥应该在50℃以下为好;防止水源污染、改善水质;不吸烟、不饮烈性酒;补充人体所需的微量元素;多吃蔬菜水果,增加对维生素C的摄入。易感人群监视,普及防癌知识,提高防癌意识。

2. 食管癌与饮食

(1)吃肉不要过多,因肉中脂肪含量高,可以多吃些鱼、虾以满足机体对蛋白质的需求。

(2)咸菜、咸肉等食物中含有致癌物质亚硝酸盐,应少吃。

(3)发霉的米、面、花生等食物中含有致癌的黄曲霉素,一旦发现,应弃之不吃。

(4)做米饭、煮粥之前要把米淘洗干净,以减少霉变对身体的损害。

(5)经常煎炸食物会加大厨房的污染,使人易得肺癌。

（6）水缸里的存水应当隔2~3天更新一次，不要总留存根，因为存留在缸底的沉积物中的细菌可使水中的硝酸盐还原成致癌的亚硝酸盐。

（7）多吃富含纤维素的食物，如芹菜、韭菜、鲜枣、红薯等。

（8）熏烤的鱼、肉、香肠等食物中含有致癌的烟焦油，应少吃。

炒菜时油不要放得太多，研究表明：大肠癌、乳腺癌、卵巢癌的发生都与脂肪摄入太多有关。

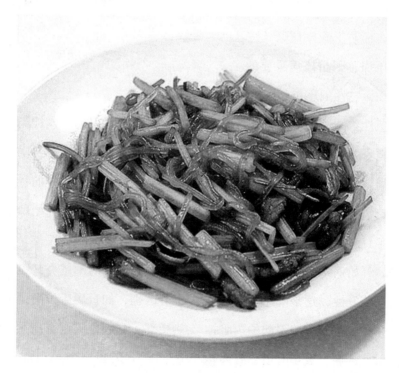

芹　菜

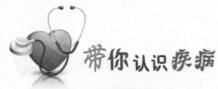
◆ **急性阑尾炎**

急性阑尾炎是常见外科病，居各种急腹症的首位。急性阑尾炎的病情变化多端，以转移性右下腹痛及阑尾点压痛、反跳痛为其常见临床表现。其临床表现为持续伴阵发性加剧的右下腹痛，恶心呕吐，多数病人白细胞和嗜中性白细胞计数增高。而右下腹阑尾区（麦氏点）压痛，则是该病重要的一个体征。急性阑尾炎一般分四种类型：急性单纯性阑尾炎，急性化脓性阑尾炎，坏疽及穿孔性阑尾炎和阑尾周围脓肿。

1. 急性阑尾炎的症状

（1）腹痛：多起于脐周和上腹部，开始痛不甚严重，位置不固定，呈阵发性，这是阑尾阻塞后管腔扩张和管壁肌收缩引起的内脏神经反射性疼痛。数小时后，腹痛转移并固定在右下腹部，疼痛呈持续性加重这是阑尾炎症侵及浆膜壁层

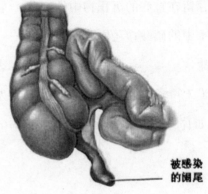

被感染的阑尾

被感染的阑尾

腹膜受到刺激引起的体神经定位疼痛，约70%～80%急性阑尾炎具有这种典型的转移性腹痛的特点，但也有一部分病例发病开始即出现右下腹痛。

不同位置的阑尾炎其腹痛部位也有区别，如盲肠后位阑尾炎痛在侧腰部；盆腔位阑尾炎痛在耻骨上区；肝下区阑尾炎可引起右上腹痛；极少数左侧腹部阑尾炎呈左下腹痛。

不同病理类型阑尾炎的腹痛亦有差异，如单纯性阑尾炎是轻度隐痛；化脓性呈阵发性胀痛和剧痛；坏疽性呈持续性剧烈腹痛；穿孔性阑尾炎因阑尾管腔压力骤减腹痛可暂时减轻但出现 腹膜炎后腹痛又会持续加剧。

（2）胃肠道症状：恶心呕吐最为常见，早期呕吐多为反射性，常发生在腹痛的高峰期；晚期呕吐则与腹膜炎有关，约1/3的病人有便秘或腹泻的症状。

（3）全身症状：初期有乏力头痛炎症，加重时可有发热等全身中毒症状，体温多在37.5℃～39℃之间，化脓性坏疽性阑尾炎或腹膜炎时可出现畏寒高热，体温可达39℃～40℃以上。

2．急性阑尾炎的预防

饭后切忌暴急奔走，盛夏酷暑切忌贪凉过度，尤其不宜过饮冰啤酒，以及其他冷饮。平时注意不要过于肥腻，避免过食刺激性。应积极参加体育锻炼，增强体质，提高免疫能力。如果有慢性阑尾炎病史，更应注意避免复发，平时要保持大便通畅。主要注意一下几点：

（1）增强体质，讲究卫生；

（2）注意不要受凉和饮食不节；

（3）及时治疗便秘及肠道寄生虫；

◆ 汽油中毒

汽油为麻醉性毒物，对人体的影响表现为：急性中毒、吸入性肺炎、慢性中毒。急性汽油中毒一般可发生于未用防护措施进入油塔、清洗贮油管，或炼油厂蒸馏设备发生故障等

1．汽油中毒的临床表现

出现汽油中毒会出现头晕、头痛、心悸、四肢无力、恶心、呕吐、视物模糊、酩酊感、易激动、步态不稳、短暂意识丧失等和上呼吸道刺激症状。重度中毒则为吸入

高浓度汽油蒸气后，表现为中毒性脑病，少数可产生脑水肿，出现颈项强直、面色潮红、脉搏波动和呼吸浅快；吸入极高浓度汽油后可引起突然意识伤失，反射性呼吸停止而死亡。部分患者可出现中毒性精神病症状，如惊恐不安、欣快感、幻觉、哭笑无常等。急性经口中毒可出现口腔、咽及胸骨后烧灼感，及恶心、呕吐、腹痛以及肝、肾损害等。液态汽油直接吸入呼吸道，可引起支气管炎、肺水肿。慢性中毒主要表现为神经衰弱综合征、植物神经功能紊乱以及肢端麻木、感觉减退、跟腱反射减弱或消失等，严重者肢体远端肌肉可萎缩。皮肤接触可发生急性皮炎，出现红斑、水疱及瘙痒。

2. 汽油中毒的急救

（1）立即拨打"120"呼救；

（2）使中毒者脱离中毒环境，并去除污染衣裤鞋袜；

（3）静卧、保暖、吸氧；

（4）地塞米松静脉滴入；

（5）抗生素防肺部感染；

（6）中毒者立即服色拉油200毫升以减少汽油吸收，若口服汽油量较多时，可用色拉油洗胃。

同时，需要注意的是，凡患有器质性神经系统疾病或明显的神经管能症、过敏性皮肤疾病等不宜从事汽油作业。妇女妊娠及哺乳期应暂时脱离接触。

在进入高浓度汽油作业环境时，应严格遵守安全操作规程制度，进行强制性通风，做好个人防护，佩戴送风式防毒面具以预防汽油中毒。

肾内科疾病

◆ **高血压肾病**

高血压肾病系原发性高血压引起的良性小动脉肾硬化，又称高血压肾小动脉硬化和恶性小动脉肾硬化，并伴有相应临床表现的疾病。

1. 高血压肾病的症状

（1）重度水肿

水肿常为首发症状，全身性呈明显水肿，指压有凹陷。严重患者可并有胸水、腹水，当胸水、腹水较多时可引起呼吸困难、脐疝或腹股沟疝。高度水肿常伴尿少、高血压、轻度氮质血症。

（2）大量蛋白尿

大量蛋白尿是肾病综合征最主要的表现，成人每日尿蛋白排泄≥3.5g／d，大多为选择性蛋白尿。

（3）低蛋白血症

血浆蛋白下降，血清白蛋白<30g/L，严重者不足10g/L。

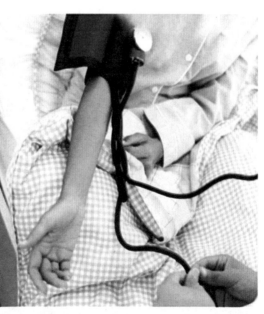

血压测量

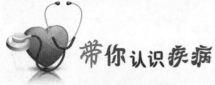
（4）高脂血症

血胆固醇、甘油三酯等均明显增高。

2. 高血压肾病的预防

高血压肾病的早期预防十分重要，常见的预防措施有以下几点：

（1）年龄在40～50岁以上高血压病史5～10年以上，如果确定为微量白蛋白增加应高度警惕；

（2）夜尿增多，出现蛋白尿或短暂性血尿，要常查肾功能尿蛋白定性24小时尿蛋白定量注意测量

血压做眼底检查；

（3）保持大便通畅；

（4）避免接触重金属有毒物及可能损害肾的药物。

◆ 肾积水

由于泌尿系统的梗阻导致肾盂与肾盏扩张其中滞留尿液，统称为肾积水。肾盂积水是由于尿路阻塞而引起的肾盂肾盏扩大伴有肾组织萎缩。尿路阻塞可发生于泌尿道的任何部位，可为单侧或双侧，阻塞

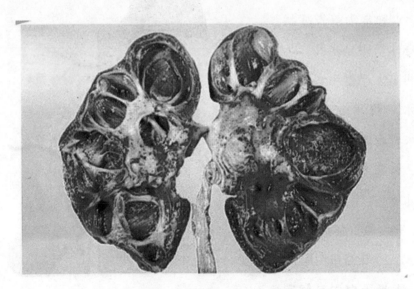

肾积水

的程度可为完全性或不完全性，持续一定时间后都可引起肾盂积水。尿路任何部位的管道狭窄或阻塞以及神经肌肉的正常功能紊乱，尿液通过即可出现障碍，造成尿流梗阻，梗阻以上部位因尿液排出不畅而压力逐渐增高 管腔扩大，最终导致肾脏积水，扩张，肾实质变薄、肾功能减退，若双侧梗阻 则出现尿毒症后果严重。

1. 肾积水的症状

肾积水的患者多在20～40岁，前列腺精囊结核无明显症状，偶感会阴和直肠内不适。严重的精囊、前列腺结核往往表现为精液减少、脓精、血精、久婚不育。 附睾结核一般开始为硬结，无痛，生长缓慢，病变发展肿大形成寒性脓肿，与阴囊皮肤粘连，溃破形成窦道经久不愈，流出稀黄色脓液。双侧附睾结核约占一半，双侧病变精液无精子。

主要症状为：

（1）原发病的症状，如结石有疼痛，肿瘤有血尿，尿道狭窄有排尿困难等；

（2）积水侧腰部胀痛；

（3）并发感染有畏寒、发热、脓尿；

（4）患侧腰部囊性包块；

（5）双侧梗阻出现慢性肾功能不全，尿毒症。

2. 肾积水的预防

（1）要注意休息和情志的调适，保持良好的心态，积极向上的生活态度。中药治疗通常使用清热解毒的抗菌中药，例如柴胡黄柏黄芩车前子等；

（2）养成多喝水的习惯，这样有利于体内毒素和废物的排除。还要增加能量摄入，为了避免增加积水肾脏的负担，需要注意不宜过多进食含蛋白质丰富的食物，主要依靠碳水化合物及脂

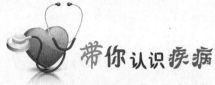

肪类食物为主；

（3）需大量补充维生素A、B、C、D；多食新鲜蔬菜、水果及各种清淡富含水分食品，以保持大小便通畅，加强利尿作用；

（4）久病体虚患者宜进食滋补品。忌温热饮食，亦忌烟酒。养成不憋尿的良好生活习惯。一旦发现类似肾积水症状，应及时进行尿检，以便早诊早治。

◆ 水过多

说过多是指机体摄入或输入水过多以致水在体内滞留，引起血液渗透压下降和循环血量增多，又称"水中毒"或"稀释性低钠血症水中毒"。发生较少，仅在抗利尿激素分泌过多或肾功能不全的情况下，机体摄入水分过多或接受过多的静脉输液才造成水在体内蓄积，导致水中毒。

1．水过多的表现及诊断

正常人水的平衡主要由抗利尿激素和肾脏的排水功能调节。当机体失水时，血浆晶体渗透压升高，对下丘脑渗透压感受器的刺激增强，抗利尿激素释放量增多，肾脏对水的重吸收活动增强，尿量减少，从而保留了体内的水分。反之，大量饮清水后，血浆晶体渗透压降低，抗利尿激素释放量减少，肾脏对水的重吸收减弱，使体内多余的水从尿液排出。肾脏生成的尿液被运送到膀胱，当膀胱尿量充盈到一定程度时（400～500毫升），膀胱壁的牵张感受器受到刺激而兴奋，通过一系列神经反射完成排尿过程。当以上调节机制失常时，大量饮清水或输入大量5%葡萄糖液后，细胞外液量急剧增加，呈稀释性低钠血症，细胞外液渗透压下降，水分从细胞外进入细胞内，导致细胞水肿，尤其是脑细胞水肿从而出现神经系统症状。一般血清钠低于125mmolPL时出现恶心、不适，低于120mmolPL时则出现抽搐、意识障碍、昏迷等。短期内大量饮清水（原发性饮水过多）导致水中毒临床少见，主要见于精神分裂症患者。此患者发生水中毒，可能与老年人对水、盐代谢调节能力减低及对膀胱充盈不敏感，排尿感下降有关。

根据病史及临床表现一般都可诊断。由于血液稀释，实验室检查可发现红细胞计数、血红蛋白、血细胞比容和血浆蛋白量均有降低，血清钠、氯测定也降低。

2. 水过多的预防

预防重于治疗，首先应防治原发疾患，防止引起水中毒原因作用。轻症患者在暂停给水后即可自行恢复。对于重症急性水中毒患者，则应立即静脉内输注甘露醇、山梨醇等渗性利尿剂或速尿等强利尿剂以减轻脑细胞水肿和促进体内水分的排出。3%～5%高渗氯化钠溶液静脉滴注可迅速缓解体液的低渗状态，但须密切注意，因钠离子过多可使细胞外液容量增大而加重心脏负荷。

内分泌科疾病

◆ **闭　经**

闭经是妇科疾病中常见的症状，可以由各种不同的原因引起。通常将闭经分为原发性和继发性两种。凡年过18岁仍未行经者称为原发性闭经；在月经初潮以后正常绝经以前的任何时间内（妊娠或哺乳期除外），月经闭止超过6个月者

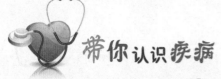

称为继发性闭经。这样的区分在很大程度上是人为的，因为引起原发和继发闭经的基本因素有时可能是相同的。但是在提供病因和预后的线索时，这种划分是有价值的。例如多数的先天性异常，包括卵巢或苗勒氏组织的发育异常，所导致的闭经被列入原发性闭经而继发性闭经多数是由获得性疾病所引起，且较易治疗。

闭经的治疗主要体现在以下几个方面：

（1）月经过少或月经后期都可发展为闭经。积极治愈月经过少或后期可以减少闭经的发病率。

（2）明确闭经的病因和部位，对治疗闭经的效果与预后估计有一定的参考价值。如下丘脑性闭经，由精神因素、环境改变、营养不良等引起，药物治疗预后较佳，又如由结核杆菌引起的，子宫性闭经子宫内膜已被破坏，恢复月经的可能性较少，又

如用孕激素试验阳性的（用黄体酮后能转经）预后较好。

（3）闭经伴不孕者因家庭、个人和周围环境的影响而精神抑郁。临床检查与化验无明显异常，对这些患者在药物治疗同时精神安慰和鼓励。一旦大脑皮质抑制解除，内分泌功能恢复正常而受孕，也有领养一个小孩后患者很快怀孕这是常见的典型例子。

（4）中医文献中有终生不来月经而受孕者，称为"暗经"的。对此需要谨慎，用药前要仔细询问病史。

（5）目前服用减肥药的妇女为数不少，有部分妇女由此而闭经，也有因肥胖而节食导致厌食而闭经，还有多次人流手术而闭经，以上闭经都是可以预防的，有些药物必须在医生指导下服用防止其不良反应。

（6）对顽固性闭经单用中药或西药效果不佳者，可采用中西药

结合周期治疗，待起效后逐渐减少西药剂量最终中医治疗。

◆ **高血脂**

　　高血脂是由于脂肪代谢或运转异常使血浆一种或多种脂质高于正常。脂质不溶或微溶于水必须与蛋白质结合以脂蛋白形式存在，因此，高脂血症常为高脂蛋白血症。表现为高胆固醇血症、高甘油三酯

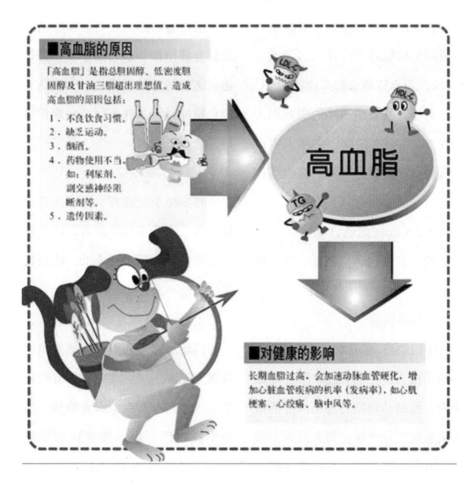

■**高血脂的原因**

「高血脂」是指总胆固醇、低密度胆固醇及甘油三酯超出理想值。造成高血脂的原因包括：

1. 不良饮食习惯。
2. 缺乏运动。
3. 酗酒。
4. 药物使用不当，如：利尿剂、副交感神经阻断剂等。
5. 遗传因素。

■**对健康的影响**

长期血脂过高，会加速动脉血管硬化，增加心脏血管疾病的机率（发病率），如心肌梗塞、心绞痛、脑中风等。

高血脂的原因

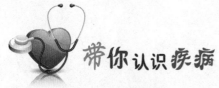

血症或两者兼有。

1. 高血脂的临床分类

（1）原发性罕见，属遗传性脂代谢紊乱疾病；

（2）继发性，常见于控制不良糖尿病饮酒、甲状腺功能减退症、肾病综合征肾透析、肾移植、胆道阻塞口服避孕药等。

2. 高血脂的表现及诊断

老年人的高脂血症的患病率大约在30%～50%之间，老年人应高度重视高脂血症的防治。高血脂症的防治措施主要有以下几点：

（1）合理的膳食结构，高血脂症的饮食原则是"四低一高"即低热量、低脂肪、低胆固醇、低糖、高纤维膳食。

①控制热量的摄入，每人每天的热量摄入应控制在294卡/公斤体重内，控制动物脂肪和胆固醇的摄入量也应十分严格，每人每天不宜超过300毫克，尽量不吃或少吃动物内脏，蛋类每天不超过一个，应提倡吃含有花生油的植物油。宜多选用奶类、鱼类、豆类、瘦肉、海产品、蔬菜、水果等；

②食盐的摄入，每人每天应少于8克。

（2）科学健康的生活方式

高血脂的防治还要注意生活方式要有规律性，适当的参加体育运动和文娱活动，不吸烟、不酗酒、避免精神紧张，并要保持乐观积极良好的心态。

（3）定期体检

45岁以上肥胖者、高脂血症家族史者、经常参加应酬者、精神高度紧张者，都属高发人群，建议每年应检查一次血脂。

（4）药物调节

调脂治疗最根本的目的是预防延缓冠心病、脑中风等疾病的发生。当通过合理调整饮食结构、改变不良生活习惯、加强体育锻炼后，仍不能使血脂降至理想水平时，就必须用药物治疗，治疗高脂血症必须长期服药。

许多天然药物和食品具有较好的降血脂作用。这些药物有：山楂、丹参、泽泻、首乌、决明子、黄精、葛根、蒲黄、荷叶、银杏叶等。这些药物可以单味煎水，代茶饮用，有较好的降脂作用。

◆ 巨人症

巨人症是腺垂体分泌生长激素过多所致，青少年因骨骺未闭形成巨人症；青春期后骨骺已融合则形成肢端肥大症；少数青春期起病至成年后继续发展形成肢端肥大性巨人症。本病早期（形成期），体格内脏普遍性肥大，垂体前叶功能亢进；晚期（衰退期），体力衰退出现继发性垂体前叶功能减退。

1. 巨人症的临床表现

起病缓慢，早期可无症状，而后逐渐出现面增长变阔，眉及双颧隆突、巨鼻大耳、唇舌肥厚、下颌渐突出、牙齿稀疏，鼻翼与喉头增

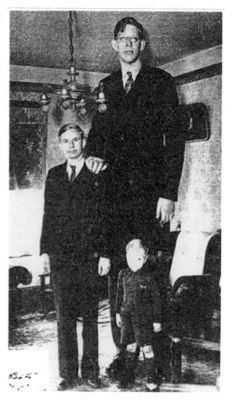

巨人症

大，语言钝浊，容貌趋丑陋。指趾粗短、掌跖肥厚，全身皮肤粗厚、多汗、多脂。少数甲状腺肿大，基础代谢率增高，甲状腺功能大多正常，少数亢进。内脏普遍肥大，医学教育网搜集整理胸廓增大。男子性欲亢进，女子多数月经紊乱、闭

经、不育。半数伴糖耐量损害，多饮多尿，伴高催乳素血症者可乳溢。晚期出现肿瘤压迫症状，可有头痛、视野缺损和高血压，也可出现继发性甲状腺功能减退症；继发性肾上腺皮质功能减退；性腺萎缩和性功能减退症；骨质疏松，脊柱活动受限等。垂体性巨人症表现为儿童期过度生长，身材高大，四肢生长尤速。食欲亢进，臂力过人；晚期（衰退期）体力日渐衰弱。

2. 巨人症的诊断

（1）GH测定：基础值>15ug/L，活动期高达100ug/L以上（正常<5ug/L）。

（2）生长介素明显升高（正常值75～200u克/L）。

（3）血糖增高糖耐量减低，葡萄糖抑制试验：口服葡萄糖100克，服糖前及服糖后1/2、1、2、3、及4h分别抽血测GH.正常服糖后GH1h降至1u克/L以下2h降至5u克/L以下，4h后回升至5u克/L以上。医学教育网搜集整理本病GH呈自主性分泌不受抑制。

（4）钙、磷测定：少数血清钙、磷增高，尿钙增高，尿磷降低。如持续或明显高血钙可能合并甲旁亢等其他多发性内分泌腺瘤病。

（5）X线检查：头颅增大，颅骨板增厚；多数蝶鞍扩大、前后床突破坏；鼻窦增大，枕骨粗隆明显突出；四肢长骨末端骨质增生，指骨顶部呈丛毛状增生。CT扫描有助于发现微腺瘤患者。

◆ 雀 斑

雀斑是常见于面部较小的黄褐色或褐色的色素沉着斑点，为常染色体显性遗传，尤以夏季重，病变的发展与日晒有关。

1. 雀斑的表现及诊断

基底细胞层的黑色素增多，而黑素细胞的数目不增加，病损处这

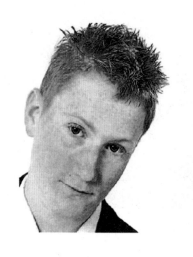

雀 斑

黑素细胞较邻近正常皮肤的黑素细胞多巴染色强阳性，黑素细胞大，树枝状突长。在雀斑中的黑素细胞数目多，常呈棒状。

雀斑多见于女性，儿童期就会出现，往往6～7岁以后开始出现，至青春期最明显。每当夏季时，日晒皮损加重，冬季减轻。

皮损为淡黄色、黄褐色或褐色斑点，呈圆形、卵圆形或不规则形，如针尖至粒大小。斑点不融合，无自觉症状，见于皮肤暴露部

位，对称发生，尤以面部多发，见于鼻、两颊、手背和躯干上部，但手掌、足底及粘膜没有这种损害。

2．雀斑的预防

（1）平时应避免过度的日光照射，更应避免过度的日光暴晒，尤其夏季更应注意外出应遮阳或使用防晒霜；

（2）多食富含维生素C和维生素E的新鲜水果和蔬菜；

（3）忌食光敏性药物及食物如：补骨脂素甲氧补骨脂素等；

（4）保持心情舒畅愉快，避免忧思抑郁的精神状态；

（5）切忌随便使用药物点涂，必要时请在医生指导下合理用药。

◆ 库欣综合征

皮质醇症是指凡由于体内皮质醇过多而产生的临床症候群，过去称此病症为"柯兴氏综合征"，把由于垂体分泌过量促肾上腺皮质激

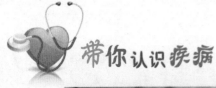
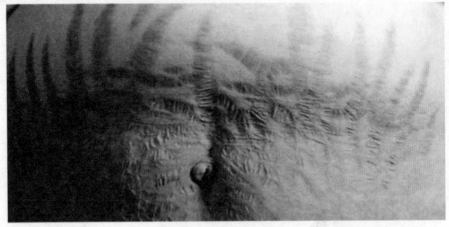

库欣综合征皮肤紫纹

素而引起的肾上腺皮质增生症称为"柯兴氏病"。

1．库欣综合征症状

（1）肥胖状态、高血压；

（2）皮肤干燥、皮下出血、痤疮、创伤化脓、四肢末梢紫绀水肿、多毛肌力低下、乏力疲劳感、骨质疏松与病理性骨折等；

（3）尿量尿性状血尿蛋白尿尿糖；

（4）精神症状失眠、不安、抑郁、兴奋；

（5）感染症状发热；

（6）女性患者月经异常等。

2．对症护理

（1）预防感染，保持皮肤清洁，勤沐浴换衣裤，保持床单的平整清洁，做好口腔会阴护理。

（2）观察精神症状与防止发生事故患者，烦躁不安异常兴奋或抑郁状态时要注意严加看护，防止坠床用床档或用约束带保护患者，不宜在患者身边放置危险品避免刺激性言行耐心仔细应多关心照顾。

（3）肾上腺癌化疗的患者观察有无恶心呕吐嗜睡运动失调和

记忆减退。

（4）每周测量身高体重预防脊柱突发性压缩性骨折。

（5）正确无误做好各项试验及时送验。

3．一般护理

（1）卧床休息轻者可适当活动。

（2）饮食宜给予高蛋白高维生素低脂低钠高钾的食物每餐不宜过多或过少要均匀进餐

4．健康指导

（1）指导患者在日常生活中要注意预防感染皮肤保持清洁防止外伤骨折。

（2）指导患者正确地摄取营养平衡的饮食，给予低钠高钾高蛋白的食物。

（3）遵医嘱服用药不擅自减药或停药。

（4）定期门诊随访。

风湿病科疾病

风湿性疾病是一类非常古老的疾病，几乎于人类的历史一样漫长，在出土的古埃及木乃伊身上我们就发现了痛风结石、类风湿畸形关节等风湿病留下的痕迹。但是，由于生活环境及科学水平的制约，几千来人类始终未摆脱风湿病的折磨。

直到19世纪初，才出现西医科学意义上的风湿病的描述，1928年成立风湿病学国际组织——国际抗风湿联盟。随着生活水平的提升，人们对健康的要求也越来越高，风湿病对人们的伤害日渐突出，1985年中华医学会风湿病学会成立，1988年加入国际风湿病学学会联盟。

经过近20年来免疫学、分子生物学等基础学科的发展，我国风湿病学有了突飞猛进的发展，国内外各大医疗机构纷纷建立风湿病专业，多数风湿病有了系统的规范的有效的诊断治疗方法。

◆ **风湿热**

风湿热是一种常见的反复发作的急性或慢性身性结缔组织炎症，主要累及心脏、关节、中枢神经系统、皮肤和皮下组织。临床表现以关节炎和心脏炎为主，可能伴有发

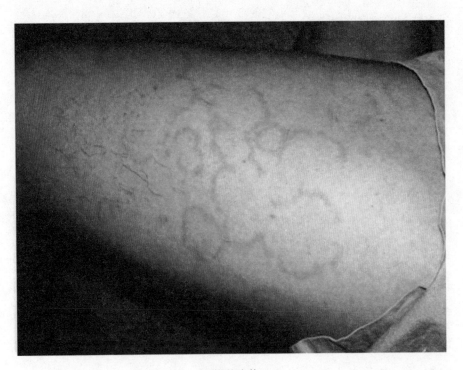

风湿热症状

热 毒血症、皮疹、皮下小结 舞蹈病等。急性发作时通常以关节炎较为明显，但在此阶段风湿性心脏炎可造成病人死亡 急性发作后常遗留轻重不等的心脏损害，尤以瓣膜病变最为显著，形成慢性风湿性心脏病或风湿性瓣膜病。

风湿热是一种可以预防的疾病，其与链球菌的关系十分密切，因此防止链球菌感染的流行是预防风湿热的一项最重要的环节。

1. 预防初次风湿热

（1）防止上呼吸道感染，居住环境卫生，经常参加体育锻炼，增强体质；

（2）对猩红热、咽炎、急性扁桃体炎、中耳炎和淋巴结炎等急性链球菌感染，应早期予以积极彻底的抗生素治疗，以青霉素为首选，对青霉素过敏者可选用红霉素；

（3）慢性扁桃体炎反复急性发作者（每年发作2次上），应手术摘除扁桃体，手术前1天至手术后3天用青霉素预防感染。扁桃体摘除后，仍可发生溶血性性链球菌咽炎，应及时治疗；

（4）在封闭的集体人群中（军营、学校、幼儿园等）预防和早期发现，早期诊断链球菌感染，建立必要的保健制度，可能彻底消除链球菌感染流行，大大减少风湿热的发病率。

2. 注意防寒保暖，加强抵抗力。

3. 风湿活动停止后，可去除慢性病灶。

4. 预防风湿热复发已患过风湿热的病人，应积极预防链球菌感染。一般推荐使苄是青霉素（长效西林）120万单位，每月肌肉注射一次。对青霉素过敏者，可用磺胺嘧啶或磺胺异恶唑，儿童每天0.25～0.5克；成人每天0.5～1.0

克，分次口服。一般认为，预防用药期限，18岁以下的风湿热患者必须持续预防用药；超过18岁且无心脏受累的风湿热患者，从风湿热末次发作起至少维持预防用药5年；已有心脏受累的风湿热患者，再次感染链球菌后极易引起风湿活动，并且容易发作心脏炎，所以须严格预防治疗。研究表明，预防用药水平与链球菌感染患者的比例成反比，无预防或不规则预防用药组链球菌感染比例较完全预防用药组高3倍；尤为值得注意的是，无预防或不规则预防用药组风湿活动发作患者的比例较完全预防用药组高10倍，即使不规则预防用药亦有一定的效果。

◆ 枯草热

枯草热是一种急性季节性发作的变应性鼻炎。一般由风媒花粉所致，春季型由树花粉（橡、榆、槭、桤、桦 三角叶杨、橄榄）所致；夏季型由园草花粉（狗乐草、猫尾草 香茅草、果园草、约翰逊草）和野草花粉（绵羊酸模草 英格兰车前草）所致；秋季型由野草花粉（豚草）所致。季节性枯草热偶可由空气传播的霉菌孢子引起，因此枯草热有显著的地理区域差异

1. 枯燥热的主要症状

枯草热最为主要的临床表现是在花粉的高峰期，尤其是春夏季出现经常性鼻痒，阵发性喷嚏，大量水样鼻涕，鼻塞，嗅觉减退，双目瘙痒，畏光，灼热，流泪，或眼睑肿胀，有时上腭部甚至外耳道、颈项部皮肤都有发痒的感觉。主要表现在鼻眼部，症状通常在早、晚较重，或一接触花草植物，或在炽热的阳光下突然发作，严重者发作时伴有咳嗽及呼吸困难症状。有遗传过敏体质的病人，除本病外，还可

同时或者先后患有食物过敏、湿疹、支气管哮喘等过敏性疾病。

2．枯草热的预防

自身免疫是一个复杂的、多因素效应的自然现象。除外界影响（如药物半抗原、微生物感染）外，还与机体自身的遗传因素密切相关。特别是可能与主要组织相容性系统中的免疫应答基因或免疫抑制基因的异常有关。故在预防方面最主要是避免接触过敏源。

◆　皮肤过敏

皮肤过敏是一种很常见的过敏形式，有20%的人有皮肤过敏现象。皮肤过敏又称为"敏感性"皮肤。皮肤过敏主要是指当皮肤受到各种刺激如不良反应的化妆

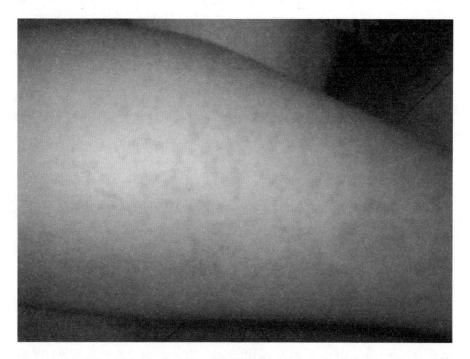

皮肤过敏

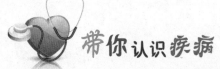

品、化学制剂、花粉某些食品、污染的空气等等，导致皮肤出现红肿发痒、脱皮及过敏性皮炎等异常现象。敏感性肌肤可以说是一种不安定的肌肤是一种随时处在高度警戒中的皮肤。其护理要特别留意。

1. 容易引起皮肤过敏的物质

敏感性皮肤请留意护肤品成分中以下专有名词是容易引起敏感的化学物质，购买产品前要先在外包装上查看清楚：含酒精、山梨酸、防腐剂、香料，为了防止皮肤过敏，尽量不买标含有这些物质的物品。

2. 防治皮肤过敏的措施

（1）要远离过敏源。因为过敏症状会永远存在，不可能根治，只能随时小心防范，避免接触有可能导致过敏的过敏源。

（2）要清楚自己所使用的护肤品和它们的用法。避免使用

疗效强、过于活性和可能对皮肤产生刺激的物质。不当或过度使用强效清洁用品会破坏皮肤表层天然的保护组织；过于活性，会使血液循环加速的化妆品也会刺激皮肤造成伤害。洗脸不要用药皂等皂性洗剂，因界面活性剂使分解角质的高手，要极力避免。洗脸最好使用乳剂，或非皂性的肥皂，可以调节酸碱度，适应肌肤。磨沙膏去角质剂等产品更应该敬而远之。采用简单的洁肤爽肤润肤程序。

（3）注意使用防晒产品。敏感性肌肤的皮层较薄，对紫外线比较没有防御能力，容易老化，所以在擦上基础保养品作为隔离之后，再用防晒品会比较好，但防晒品的成分也是易造成刺激的因素之一，因此最好不要直接涂抹在皮表上。近来有些厂商推出含较少化学成分，具有物理成分的防晒品，对皮

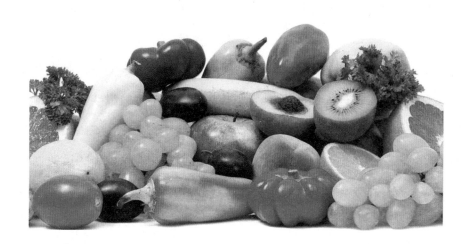

水果蔬菜

肤的刺激相对要少。同时避免过度曝晒，因为紫外线穿透力特别强，经常曝晒会使皮肤变薄，更容易受到刺激。

（4）"敏感性"皮肤的人，平时应多用温水清洗皮肤，在春季花粉飞扬的地区，要尽量减少外出，避免引起花粉皮炎，可于早晚使用润肤霜、以保持皮肤的滋润，防止皮肤干燥、脱屑。

（5）在饮食上，要多食新鲜的水果、蔬菜，饮食要均衡，最好包括大量含丰富维生素C的生果蔬菜，任何含维生素B的食物。饮用大量清水，除了各种好处外，它更能在体内滋润皮肤。平时自制一些营养面膜，如黄瓜汁面膜、丝瓜汁面膜、鸡蛋清蜂蜜面膜等，以逐步改善皮肤状况，获得皮肤的健美。

（6）随身衣物要冲洗干净，残余在衣物毛巾中的洗洁精可能刺激皮肤。

（7）睡眠具美容功效，每天八小时的充分睡眠，是任何护肤品都不能代替。

（8）运动能增进血液循环，增强皮肤抵抗力，进入最佳状态。

◆ **过敏性哮喘**

过敏性哮喘是一种相对顽固的疾病，如果忽视治疗，可以伴随终身。大部分哮喘患者都存在过敏现象或者有过敏性鼻炎，有过敏性鼻炎的哮喘患者发病前兆会有打喷嚏、流鼻涕、鼻痒 眼痒、流泪等症状。

1. 过敏性哮喘的表现及诊断

过敏性哮喘发作前有先兆症状，如打喷嚏、流涕、咳嗽、胸闷等，如不及时处理，可因支气管阻塞加重而出现哮喘，严重者可被迫采取坐位或呈端坐呼吸，干咳或咯大量白色泡沫痰，甚至出现紫绀等。但一般可自行或用平喘药物等

治疗后缓解。某些患者在缓解数小时后可再次发作，甚至导致哮喘持续状态。

此外，在临床上还存在非典型表现的哮喘。如咳嗽变异型哮喘，患者在无明显诱因咳嗽2个月以上，夜间及凌晨常发作，运动、冷空气等诱发加重，气道反应性测定存在有高反应性；抗生素或镇咳、祛痰药治疗无效，使用支气管解痉剂或皮质激素有效，但需排除引起咳嗽的其他疾病。

根据典型的临床症状和病史即反复发作性气喘、胸闷、咳嗽和两肺可闻哮鸣音，发作有某种诱因，症状可因用支气管扩张药或自行缓解，并排除其他疾病，可初步诊断。肺功能检查，FEV1降低，提示气流阻塞，支气管扩张试验，吸入支气管扩张药后，降低的FEV1恢复15%为阳性。可作为哮喘的诊断依据。支气管激发试验测

定FEV1或PEF较吸药前降低20%以上，表示气道反应性增高。

此外，目前常采用皮内试验和点刺试验或通过体外测定血清中特异性IgE来检测和确定过敏原，但均有一定局限性。支气管激发试验，对职业性哮喘的诊断有重要意义。

2. 过敏性哮喘的预防保健

预防过敏性哮喘主要从生活起居和饮食两个方面加以预防。

生活起居方面主要是：保持家居清洁，吸尘打扫时应避开患者，避免接触过敏原；尽量不养小动物，因为小动物的身上容易滋生细菌，更容易引起哮喘；积极参加体育锻炼，但是要避免剧烈运动；注意不要着凉。

饮食方面：专家提醒过敏性哮喘的饮食宜温热、清淡、松软，可少食多餐。除了忌食肯定会引起过敏或哮喘的食物以外，应避免对其他食物忌口，以免失去应有的营养平衡。在哮喘发

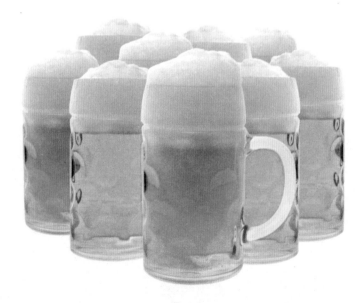

酒

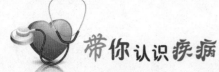

作时，还应少吃胀气或难消化的食物，如豆类、山芋等，以避免腹胀压迫胸腔而加重呼吸困难。一般来说，哮喘患者忌吃（或少吃）食物有鸡蛋黄、公鸡、肥猪肉、羊肉、狗肉、海鱼、蛤类、蟹、虾；木瓜、韭菜、金针菜、笋（或笋干）、花生、咸菜、辣椒、胡椒；糖精、香精、色素、巧克力、雪糕等冷饮、汽水等碳酸饮料、酒、咖啡、浓茶等。

第三章

小儿外科疾病

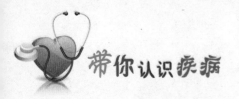
　　小儿外科包括新生儿外科、小儿普外科、小儿泌尿外科、小儿骨科和小儿肿瘤外科。主要对象是14周岁以内的需外科治疗的患儿。

　　小儿外科诊治的常见疾病包括：先天性食道闭锁、先天性肠闭锁、环状胰腺、先天性肛门闭锁、先天性肥厚性幽门狭窄、先天性腹裂、脐膨出、先天性膈疝、先天性胆总管囊肿、胆汁粘稠综合征、先天性肠旋转不良、先天性巨结肠、腹股沟斜疝;甲状舌管囊肿、腮源瘘道、先天性肾积水、尿道下裂、肾输尿管重复畸形、隐睾、鞘膜积液;先天性肌性斜颈、髋脱位、脑瘫、马蹄内翻足、脊柱裂脊膜膨出、小儿腹腔肿瘤、骶尾部畸胎瘤、各种类型的血管瘤。

阿斯伯格综合征

阿斯伯格综合征是一种主要以社会交往困难，局限而异常的兴趣行为模式为特征的神经系统发育障碍性疾病，在分类上与孤独症同属于广泛性发育障碍。该病病因不明，病率可能远高于儿童孤独症，对儿童精神健康危害甚大。

◆ **阿斯伯格综合征的临床表现**

阿斯伯格综合征患者通常表现出离群、孤立的样子，他们往往会以一些异常的或奇怪的举动去接触别人，但是几乎是以自我为中心；部分患者甚至出现抑郁症状，并且在情感交流过程中表现出不恰当的反应和不正确的解释，对别人的事情反应迟钝，甚至表现出漠视；语言表达方面存在质的缺陷，言语经常是离题和带偶然性的，给人一种松散和缺乏内在联系和连贯性的感觉；交流方式的最典型特征是冗长而无序。

◆ **阿斯伯格综合征预防**

1. 自我支持

阿斯伯格综合征患者具有强烈的交友意愿和希望拥有更积极的社会生活，但他们却通常自我描述为孤独者。因此，主要是让患者真正参与到各种活动中，可以通过参与各种积极的团体活动来促进他们的社会联系，近来的经验研究显示阿斯伯格综合征患者乐于与其他具有同样问题的患者交流，并可以通过

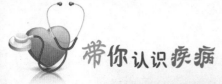

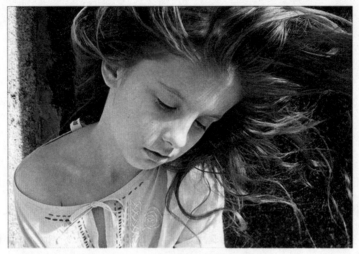

阿斯伯格综合症

某项活动或分享兴趣来建立关系。

2．社交及交流技能

社会及交流技能最好由对语用学有兴趣的社交学专家来对患者进行训练，但如果社会训练机构能够给患者提供足够的机会接触、训练人员和练习特殊技能也可选则在其中接受训练，训练教程应包括以下几方面：

一是适当的非言语性行为（如与人交往中的凝视及学习和模仿音调的变化）这些训练包括在镜子前的模仿训练等等；

二是用语言解释他人的非言语性行为；

三是同时处理视觉与听觉信息（以培养对多种刺激的整合能力及使创立适当的社交关系的难度降低）；

四是同时培养训练患者的社会认知和讲话技能能力纠正其含糊不清的表达方式（如非文字性语言）

3．适应能力

在任何干预计划中，使患者在

各方面拥有足够的能力应优先考虑。患者的刻板特性可以被用于培养其良好的习惯及提高其个人与家庭成员的生活质量，对患者的训练方法应严格遵循这一指导方针，在不同的自然的环境中常规地进行，以使技能获得最大的泛化。

4．不适应性行为

通常以口头指令的方式对患者进行训练，教会他们特殊的解决问题的方法，以解决经常发生的麻烦问题，这方面的训练对患者认识问题的发生及选择最佳的解决方法是非常重要的。

儿童孤独症

儿童孤独症过去称为婴儿孤独症或儿童自闭症，与儿童感知、语言和思维、情感、动作以及社交等多个领域的心理活动有关，属于发育障碍。在分类学上目前归于心理发育障碍范畴，称为广泛发育障碍。

◆ **儿童孤独症的预防**

儿童孤独症的预防要从妊娠期开始，因为妊娠和围产期诸多因素造成的大脑损伤与儿童孤独症的发病密切相关。预防重点是加强围产期卫生保健、积极进行优生优育工作。

妊娠期病毒感染先兆流产出生时窒息和剖宫产都会对幼儿产生影响，母亲妊娠期病毒感染尤其是孕期前3个月病毒感染可导致胎儿大脑发育异常而致儿童孤独症。如风疹病毒、单纯疱疹病毒、流感病毒、巨细胞病毒等均可损害患儿中枢神经而致病，所以孕妇在怀孕期间，尤其是怀孕初期注意不要感染病毒，在分娩时如遇难产时应尽量避免婴幼儿窒息，以免造成脑损害。在婴儿早期也要注意避免高烧惊厥，多次的高烧惊厥也会造成脑损害。

同时，婴儿应尽可能用母乳喂养，母乳中含有丰富的碱性矿物质有益于孩子智力的发展，较大的儿童应少吃糖多吃蔬菜水果杂粮等"碱性食物"，注意膳食的"酸碱平衡"，有益于机体内pH值的相对稳定，使各种代谢功能协调进而使身心保持良好的健康状态。

防治儿童孤独症，要采取综合性措施：要让孩子多参加各种锻炼，多参与集体活动，切勿让孩子长期过"封闭式"的生活，以免形成孤僻性格而殃及孩子终生。一旦发现孩子出现类似儿童孤独症的表现，应及时请教医生妥善施治并进行有关诱导训练。

在了解孩子有这方面的倾向时，家长越早发现越早对其进行治疗效果就会越好，因为这些孩子若没有及时地接受特殊的教育训练，他们将成为终身残障，若他们能得到合理的教育和训练，绝大部分儿童会有不同程度的改善，一部分孩子可能基本具备自主生活学习和工作的能力。

◆ **儿童孤独症的护理措施**

1. 与孤独症患儿谈话时尽量使用简单明确的言语；

2. 孤独症患儿没有言语用来表达他的要求有时，用尖叫和发脾气来表达，为防止这种情况，不要在患儿尖叫或发脾气时满足他的要求；

3. 语言障碍将影响患儿的社会适应能力，因此要尽力去训练从以下几方面入手：

（1）文字训练：用文字卡来

进行训练，目的是使患儿除了认识文字外，还会将文字与读结合起来。

（2）呼吸训练：在行为中加入由口吐气的动作，这样才能顺利进行发声训练，在训练中要反复示范，及时给予正性强化如赞扬给糖果等。

（3）口型和发音训练：让患儿很快学会模仿口型和发音，较为困难可先从让他模仿一些身体大动作开始，逐步过渡到口型发音的模仿，对患儿在特别训练之前的偶然发音要立即给予鼓励，以增加自动发音的频率。

（4）单词训练：从模仿说出实际物品的名称开始，物品最好选择患儿感兴趣的食品或玩具，待能说出实物名称时，可过渡到卡片对一些动词可通过动作去学习。

（5）说句子训练：可利用患儿的一些要求进行句子训练，开始要简短，之后逐渐延长，最后加入一些表示礼貌和客套的词。

（6）复述和对答能力的训练：可训练患儿听训练者念句子或文章，然后正确加以模仿和复述，在患儿能复述20字以上后可利用画书或日常情景训练他的对答能力。

（7）朗读文章及表达能力训练：对于已经入学或认识一些文字的患儿，可让他朗读一些有简单文字说明的画书或配有一定图解的故事，然后请他复述故事并针对故事内容进行提问。

手足口病

小儿手足口病是由阿萨基病毒a11型引起的以手足部皮肤皮疹及口腔炎症为特征的一种传染病，多发生于5岁以下小儿，一年四季均可发病，但以夏季多见，是通过呼吸道而传染的。

间内可造成较大范围的流行，疫情控制难度大。

发病初期先有发热、咳嗽流涕和流口水等像上呼吸道感染一样，有的孩子可能有恶心、呕吐等症状

◆ **手足口病的表现及诊断**

手足口病流行无明显的地区性。一年四季均可发病，以夏秋季多见，冬季的发病较为少见。该病流行期间，可发生幼儿园和托儿所集体感染和家庭聚集发病现象。肠道病毒传染性强、隐性感染比例大、传播途径复杂、传播速度快，在短时

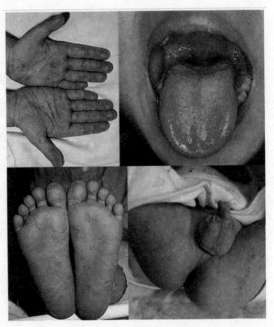

手足口病

以后手、足的指及趾背部出现椭圆形或梭形的水泡，疱的周围有红晕水疱的液体清亮，水疱的长轴与皮纹是一致的。然后水疱的中心凹陷，变黄、干燥、脱掉（脱屑），但口腔里的水疱很快破溃而形成灰白色的小点或灰白色的一层膜其周围有红晕，在灰白色的膜下可以见到点状或片状的糜烂面。手足口病是由病毒感染引起的齿龈感趾端有散在的比较坚硬的淡红色丘疹或者疱疹。同时在口腔里，如嘴唇、舌口腔粘膜、也有散染源为疱疹液、咽喉分泌物、粪便污染的手玩具、食具等。它的潜伏期是3～8日。

◆ **手足口病的预防**

目前此病没有较有效的治疗方法但可以采取以下措施预防：

1．应注意在夏季此病流行时尽可能少带孩子到公共场所，平日教育小儿要养成良好的卫生习惯，做到饭前便后洗手；对玩具餐具要定期消毒，做到早发现早治疗早隔离，若此病在托儿所或幼儿园内流行时，首先应将患儿与健康儿童隔离，将玩具用消毒液消毒。

2．可将金银花茵陈生薏仁大青叶（即板蓝根的叶子）甘草等放入水中煮开后20分钟，倒出当茶饮，用三五天即可，但体虚容易拉肚子的孩子不要喝。

3．对于口里长疱疹有溃疡口气臭的孩子，除了上述方子之外，还可用灯心花藿香生石膏防风淡竹叶煎水饮用可清心火，对于食欲不振的孩子还可在灯心花方子里增加麦芽以开胃。

4．如果孩子手足出现疱疹，则可采用外洗法，用野菊花紫草地肤子苦参等煮沸冷却，至适中温度时浸泡手足以起到清热化湿凉血的作用。

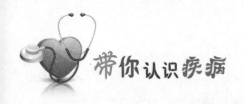

早产儿

胎龄越短、婴儿体重越轻、身长越短。胎龄在37足周以前出生的活产婴儿，称为早产儿或未成熟儿。其出生体重大部分在2500克以下，头围在33厘米以下。少数确定早产儿是体重超过2500克其器官功能和适应能力较足月儿为差者，仍应给予早产儿特殊护理。凡因胎盘

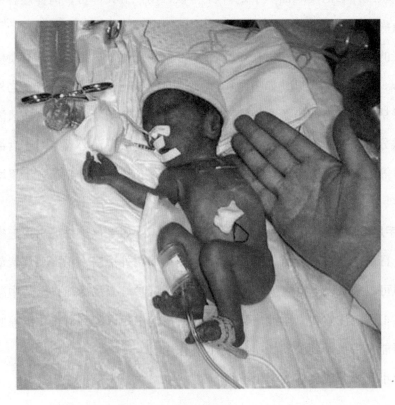

早产儿

功能不足等因素而出生体重减轻到该胎龄正常体重第10百分位以下或较平均数低两个标准差以下者称为小于胎龄儿。亦把出生体重2500克以下的统称为低体重儿，把出生体重低于1500克者称为极低体重儿，其中都包括早产儿和小于胎龄者。

◆ **早产儿产生的原因**

1. 孕妇方面

由于引起分娩开始的机理尚未明确，因此关于发生早产的原因至今仍有许多不明之处，在临床病历分析中大部分的早产原因为：

（1）贫血及严重的溶血病；

（2）早期破水胎盘早期剥离或前置胎盘；

（3）急性或慢性中毒；

（4）慢性疾病，如心脏病、肾病、肾炎、肝病糖、尿病重症、肺结核、内分泌失调、（如习惯性早产）营养不良等；

（5）妊娠高血压综合征；

（6）急性传染病伴有高热，激烈情感波动或过劳；

（7）子宫肿瘤子宫内膜炎及子宫颈口松弛；

（8）骨盆及脊椎畸形；双胎或胎儿畸形；羊膜早破脐带异常及羊水过多是胎儿因素；

（9）多胎妊娠或羊水过多；

（10）意外受伤或手术在一小部分患儿中查不出明显原因，另外种族及遗传因素也在一定程度上起到影响作用。

2. 婴儿方面

与足月婴儿相比，早产儿全身器官发育的不完善，系统调节作用也就相对的不完善。全身脏器的发育不够成熟，免疫功能存在缺陷网状内皮系统清除力较低血液中缺少抗体。

呼吸系统：呼吸中枢不成熟，咳嗽反射较弱，粘液在气管内不易咳出，因此容易引起呼吸道梗阻或吸入性肺炎；肋肌和膈肌都较弱，

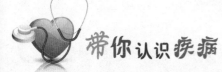

胸廓较软，扩张不好，肺泡发育不全，肺泡壁较厚，毛细血管少而肺泡空隙较小，吸气时较难扩张气体交换困难。

皮肤表面血流分布的调节反向功能较差，具有隔热作用的皮下脂肪层缺少内脏到皮肤的热传导距离短体表面积相对地较大。

早产儿吮奶及吞咽能力均弱贲门括约肌松弛。早产儿的毛细血管脆弱易于破裂，肾功能低下，由于肾小球肾小管不成熟肾小球滤过率低。神经系统中枢未成熟。

免疫功能低下，母体胎盘来的IgG量少自身细胞免疫及抗体IgADEGM合成不足补体水平低下血清缺乏调理素。

◆ **早产儿的预防**

1．不要刺激腹部。严重的腹泻：严重的腹泻因排便时刺激子宫使其收缩加快，可引起早产。

2．不要碰腹部，避免跌倒：

不要到人多的地方或上下班高峰时外出。被人碰一下，就有跌倒的危险，特别是上台阶时，一定要注意一步一步地走稳。保护腹部：不要拿重东西或拿高处的东西，以免碰到腹部。孕晚期最好不长途旅行，避免路途颠簸劳累。

3．不要让腹部紧张：长时间持续站立或下蹲的姿势，会使腹压升高子宫受压，也可引起早产。

4．安静地休息：对初次分娩的不安等精神紧张均可引起早产，要注意保持精神上的愉快。意想不到的事故、烦恼，甚至于有时噪音都能引起早产。轻度疲劳也可引起早产，要注意避免睡眠不足，过度疲劳；

5．夫妻生活：正常意义上的夫妻生活与早产没有关系，但只要有一点点早产征兆，也应禁止夫妻生活。

6．保持良好生活状态：怀孕期间，孕妇要注意改善生活环境，减轻劳动强度，增加休息时间；孕妇心理压力越大，早产发生率越高，特别是紧张、焦虑和抑郁与早产关系密切。因此，孕妇要保持心境平和，消除紧张情绪，避免不良精神刺激；要摄取合理的充分的营养，孕晚期应多卧床休息，并采取左侧卧位，减少宫腔内向宫颈口的压力。

小儿肥胖

肥胖病或单纯性肥胖，指皮下脂肪积聚过多，一般认为体重超过按身长计算的平均标准体重20%，或者超过按年龄计算的平均标准体重加上两个标准差（SD）以上时，即为肥胖病。按超重数量分为轻、中、重三种肥胖，轻度者超过标准体重二个至四个标准差之间；中度者超过三个至四个标准差之间；重度者超过四个标准差以上。

◆ **小儿肥胖的原因**

1. 多　食

肥胖病的主要原因为过食，摄入热能超过了消耗量，因而剩余的热能转化为脂肪积聚于体内。小儿自幼年时期如果养成过食习惯，日久即出现肥胖现象。

2. 遗传因素

肥胖儿的父母往往体胖。如果父母都是明显地超过正常体重，子代中约有三分之二可能出现肥胖。如果双关中有一人肥胖，子代显示肥胖者约达40%。

3. 缺乏运动

缺乏适当的活动和体育锻炼亦

为肥胖病的重要因素，过胖的小孩不喜欢运动。绝大多数属于少动而多食的单纯性肥胖病。有些肥胖儿是在肝炎或其他疾病的恢复期间，休息过多，吃得较多，运动太少，以致体重日增，越重越不好动，形成恶性循环。

4．神经精神疾患

脑炎之后偶见发生肥胖病。下丘脑疾患或额叶切除后也可出现肥胖。有情绪创伤（如亲人病死，或学习成绩低下）或心理异常的小儿有时也可能发生肥胖。

◆ 小儿肥胖的预防

小儿肥胖一旦形成就很可能形成恶性循环，心理上丧失了积极性也助长了恶性循环，肥胖程度越高治疗越困难。因而预防小儿肥胖是十分重要的。

儿童期肥胖的预防重点在于培养良好的进食习惯，避免糖果、糕点等甜的零食和干果类零食，禁止暴饮暴食，禁止饮酒，积极参加体育运动。

一旦小儿出现肥胖，就应及早进行综合治疗，尽早采取措施控制。主要措施是：

1．鼓励孩子克服自卑心理：肥胖患儿经常会受到同伴的讥讽，他们就更不愿意出门锻炼，这时，应鼓励孩子面对现实，树立自信，积极主动地参与减肥。

2．进行肥胖病知识的教育：请有关专家讲解肥胖病的知识，提高患者对肥胖病产生后果的认识，使其能够自觉自愿地接受减肥治疗。

3．帮助患者建立行为减肥方案。

4．教会患儿科学的饮食习惯：不要过快的进食，要细嚼慢咽，实行定点定时进餐，减少零食。

5、鼓励患儿多参加运动：不要进食后就立即睡觉，不要在看电

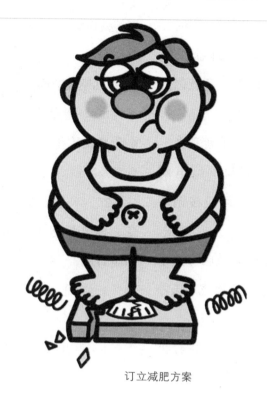

订立减肥方案

视时进餐，进食后要适当活动。

呕吐是儿科临床工作中极为常见的消化道症状，可发生于多种疾病，涉及各系统和所有年龄组，因此要认真鉴别。

小儿呕吐

◆ **小儿呕吐的治疗**

1. 呕吐频繁者须予以止吐镇静剂，如鲁米那冬眠灵吗叮啉栓剂等慎用胃复安。

213

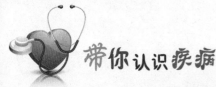
2. 呕吐严重者须禁食4小时，除胃穿孔外，可用生理盐水或1-2%碳酸氢钠液洗胃，注意侧卧以防吐出物吸入气管内。

3. 有脱水或电解质紊乱者，应及时按需要补液和供给电解质，若有周围循环衰竭应按循环衰竭处理。

4. 呕吐停止或减轻后可给予少量较稠微温易消化食物或米汤等流质饮食。

5. 有颅内高压脑水肿者可用甘露醇高渗葡萄糖液等脱水剂治疗。

6. 解痉药物如癫茄合剂阿托品654-2普鲁本辛1%～2%普鲁卡因（1～2毫升/岁/次），根据病情也可选用，但注意应用不当可掩盖症状，不利于明确诊断。

7、针刺常选用内关中腕足三里等穴位。

◆ **小儿呕吐的预防**

1. 注意饮食，宜定时定量，避免暴饮暴食，不要过食煎炸肥腻食品及冷饮。

2. 新生儿婴儿哺乳不宜过急，哺乳后抱正小儿身体轻拍背部至打嗝。

3. 令患儿侧卧以防呕吐物吸人。

4. 呕吐较轻者，可进易消化的流食或半流食少量多次给予呕吐重者暂予禁食。

5. 积极查明呕吐原因针对病因治疗。

6. 用药时药液不要太热服，可采用少量多次服法必要时可服一口停一息然后再服。

磨　牙

磨牙症是指睡眠时有习惯性磨牙或白昼也有无意识磨牙习惯者，随时间一点一点加重，是一种长期的恶性循环疾病。

◆ **磨牙的表现及诊断**

人在6岁至13岁都处于换牙期，为适应上下牙齿磨合都会有磨牙现象，但是过了换牙期的青少年和成人若常有磨牙的现象发生，那就是一种病态。

1. 磨牙型：常在夜间入睡以后磨牙就是人们常说的夜磨牙。睡眠时患者做磨牙或紧咬牙动作由于牙齿磨动时常伴有"咯吱咯吱"的声音通常也叫"咬牙"，又因它多发生在夜间睡眠时又叫"夜磨牙"。患者本人多不知晓，常为别人所告知，因影响他人特别是配偶而比较受到重视。

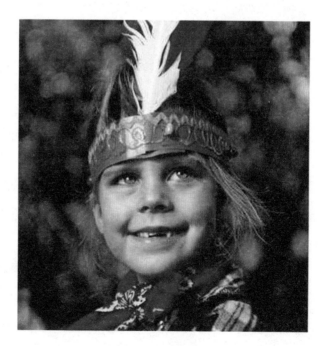

儿童换牙

2．紧咬型：常有白天注意力集中时不自觉地将牙咬紧，但没有上下牙磨动的现象。

3．混合型：兼有夜磨牙和白天咬牙的现象。

◆ **磨牙的预防**

1．避免兴奋性食品和吸烟改善睡眠环境。

2．避免含有咖啡因等饮料或食物，像咖啡、巧克力、可乐等尽量避免。

3．睡前尽量放松自己，尤其是在入睡前可以适当的做些体操

泡泡热水澡听听轻音乐等。

4．多吃些含维生素丰富的食物，日常饮食注意补充钙质定期驱虫。

5．热敷上下颚可松弛咬合肌肉也可减少头痛的机会。

6．要懂得如何缓解压力放松心情调整心态。

7．保持正确姿式弯腰驼背也会导至磨牙。

8．白天时让嘴巴保持在健康的休息状态即让牙齿维持松弛，睡前一定要刷牙，晚饭不要过饱。

先天性脑积水

先天性脑积水是指颅内脑脊液产生过多或吸收回流障碍，则脑室系统或蛛网膜下腔将积聚大量脑脊液而扩大，形成脑积水。

◆ **先天性脑积水的症状**

婴幼儿先天性脑积水多在出生后数周头颅开始增大，一般经3~5个月方逐渐发现，也有出生

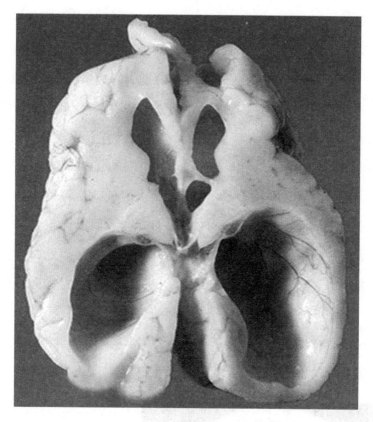

脑膜炎脑积水

时头颅即增大者。特别是因颅内压增高引起头颅进行性的异常增大，与周身发育不成比例。额部向前突出、眶顶受压向下，双眼球下视，眼球向下转，致巩膜上部露白，前囟扩大且张力增加，其它囟门也可扩大，颅骨骨缝分离，头皮静脉扩张。头颅叩诊呈"破壶音"。婴幼儿骨缝未闭，颅内压增高时，头颅可以发生代偿性扩大，故在早期颅内压增高症状可以不明显。但脑积水严重，进展较快时，亦可出现，其症状为反复呕吐。脑退行性变，脑发育障碍，四肢中枢性瘫痪，尤以下肢为重，常有智力改变和发育障碍。视神经受压萎缩，可致失明。眼球震颤，惊厥亦较常见。还常并发身体其它部位畸形。

少数病例，脑积水在发展到一定时期后可自行停止，头颅不再继续增大，颅内压亦不高，成为"静止性脑积水"。

◆ **先天性脑积水的预防**

脑积水畸胎是由遗传因素和环境因素共同作用的多因子遗传性疾病。为了减少劣生和提高人口健康素质，除应采取病因研究外，还应进行婚前检查，严禁近亲婚配。

1. 宣传优生知识，减少胎次。据有关资料表明：胎儿患脑积水的危险度可因孕妇产次增加而升高。两胎以上者脑积水发生率明显上升。因此，宣传优生知识，减少胎次，是防止脑积水儿的途径之一。

2. 提倡适当年龄生育。从有关资料显示：脑积水畸胎的发生率有随孕妇年龄增加而递增的趋势。一般25～29岁组发生率最低，但差异无显著性，30岁以后发生率就有递增趋势。因此，提倡适当年龄生育，对预防脑积水儿的发生有一定意义。

3. 加强优生教育，提高人口文化素质。据有关统计资料提示，脑积水儿的发生

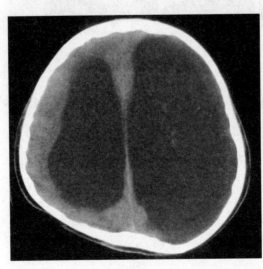

脑积水

与孕妇文化程度有关，孕妇文化程度越低发生率越高，文盲与半文盲者后代的患病率最高。所以要提高人口的健康素质，首先应提高人口的文化素质，以增强群众对优生教育的接受能力和自我保健意识。

4. 加强产前早期诊断及早终止妊娠，预防脑积水儿的发生。脑积水儿的产前早期诊断是预防脑积水儿出生的重要途径。由于明显的脑积水，在孕12~18周即可通过B超查出，所以要加强B超在产前诊断中的应用，及早终止妊娠，预防脑积水儿的出生，降低先天性脑积水的出生率。

5. 安全生产，谨防窒息、产伤。孕妇生产时，一定要在环境条件较好的医院生产，在生产过程中不要拖延产程，谨防围产儿窒息，防止产伤。这是预防围产期脑积水儿发生的重要环节。

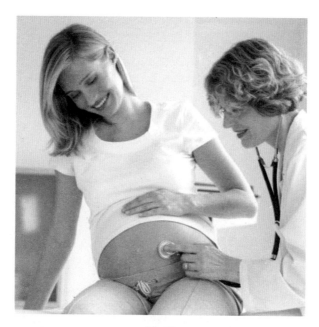

孕前检查

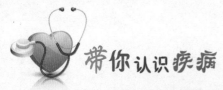

胎儿脑积水应早期诊断，早期处理，否则易导致孕妇难产。

准妈妈们在怀孕之前最好做孕前检查，通过查血和检查阴道分泌物，看是否有病毒感染，或是否有不洁性生活史引起的尖锐湿疣、梅毒等，此类病原体也可引起胎儿畸形。同时还要做抗体检测，以了解感染是远期还是近期或自身有无抗体，如果没有抗体，则要注射相关疫苗。

第四章

心理疾病

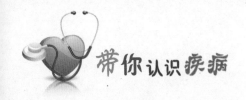
心理疾病，是指一个人由于精神上的过于紧张，经常受干扰，而使思维上、情感上和行为上，发生了偏离社会生活规范轨道的现象。心理和行为上偏离社会生活规范程度越厉害，心理疾病也就愈严重。

常见的心理疾病包括精神病、神经症及其它心理障碍。精神病：是一类严重的心理疾病，需精神科专科医生来治疗。包括精神分裂症、躁狂症、抑郁性精神病； 神经症：神经症是公认的心理因素引起的疾病，是心理治疗的主要对象。根据ICD-9中规定，分为十类：焦虑神经症、歇斯底里（我国译为癔病）、恐怖症、强迫症、抑郁症、神经衰弱、人格障碍、疑病症、其它神经症性障碍、未定型；其他心理疾病。

精神病

精神病是指严重的心理障碍，患者的认识、意志、情感、动作行为等心理活动均可出现持久而明显的异常；不能正常的学习、工作、生活；并且这些行为动作一般人难以理解，显得古怪、与众不同；在病态心理的支配下，有自杀或攻击、伤害他人的动作行为；有程度不等的自制力缺陷，患者往往对自己的精神症状丧失判断力，认为自己的心理与行为是正常的，拒绝治疗。精神病主要有精神分裂症、躁狂症和抑郁性精神病等。

◆ **精神分裂症**

精神分裂症是一种持续性、慢性的重大精神疾病，是精神病里最严重的一种，是以基本个性改变，思维、情感、行为的分裂，精神活动与环境的不协调为主要特征，是最常见的精神病。临床上表现为思维、情感、行为等多方面障碍以及精神活动不协调。患者一般意识清楚，智能基本正常。

1. 精神分裂症的主要症状

（1）思维的障碍：精神分裂症常常会出现思维障碍，与平常人不一样。会出现思维速度障碍、思维形式障碍、思维控制障碍、思维内容障碍等。

（2）幻觉：精神分裂症患者能没有外界声音、外界视觉、外界触觉的时候，他们能听到、看到、感觉到一些实际上没有的东西，往往会使患者的精神处于高度进展状态，更加重患者病情。

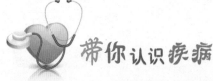

2．精神分裂症的治疗

目前，精神分裂症的治疗主要是以药物治疗为主，减少精神不良刺激，以心理治疗和改善家庭社会环境为辅。

（1）药物治疗：初发复发的急性期，可使用抗精神病药物氯丙嗪300～400毫克/天，或奋乃静30～60毫克/天，或氯氮平300～400毫克/天。一般来说，服药后4～6周内，精神症状可被控制。经验表明：加大药物剂量并不能提高疗效，反而会增加药物的副作用。症状得到控制后仍要继续进行一个月左右的药物治疗，以巩固疗效。在上述基础上，再以能保持最佳恢复状况的最小剂量给予不少于两年的维持治疗。

（2）心理治疗和家庭心理卫生教育：国内外的调查资料均表明，一些精神分裂症的患者，和家庭中的关系有很大关联，甚至是有

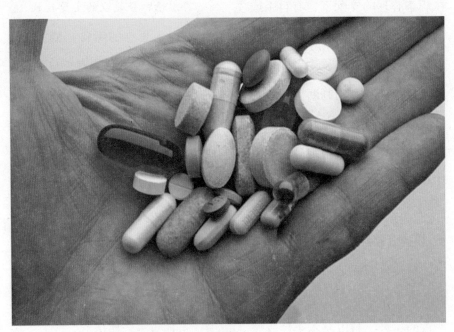

药物治疗

的患者的最根本原因。

3. 精神分裂症的预防

（1）开展遗传咨询，对已处于婚育年龄的精神分裂症病人，在症状没有消失以前，应建议避免结婚和生育，特别是当双方都患过精神分裂症时尤其如此。

（2）开展社区精神卫生宣传，早发现、早治疗。精神分裂症的发生和复发大多与周围环境中的不良的精神刺激有一定的关系，因此，营造一个友爱的人文环境是非常重要的。对于曾经出现过精神症状的人，尤其应注意关心和爱护，避免给予不良的精神刺激。

◆ 躁狂症

躁狂症是躁狂抑郁症的一种发作形式。遗传因素、体质因素、中枢神经介质的功能及代谢异常、

精神因素都是躁狂症的诱发因素，躁狂症是一种情感性精神障碍，多发生在20岁左右的青春期，躁狂症的发病通常急骤起病，病程短，而且预后良好，基本都能恢复到原先的正常状态。

1. 躁狂症的主要症状

（1）极为容易分神，不易集中精神；

（2）感觉过分自信，甚至有浮夸想象；

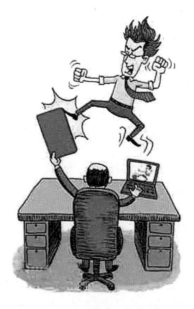

躁狂症症状

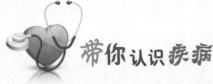
（3）无法停止说话，滔滔不绝；

（4）思想运转飞速；

（5）比平常需要更少的睡眠，睡眠质量不好；

（6）在性生活和社交场合中太活跃，工作或学习当中能发挥超常，或大部分时间都觉得激动不安，同时，进行快乐的活动不考虑后果。

2．躁狂症的预防

要预防狂躁症要从小培养阔达、开朗的性格。家人和患者本人都要努力营造一个和谐良好的生活环境和人际关系环境，同时，任何事情都要往好的和积极的方面看，塑造健康积极的人生观和价值观。

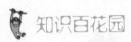

哪些人更容易患心理疾病

封闭型：处于封闭状态中的人最容易患上心理疾病。封闭状态涵盖封闭的工作环境、封闭的生活方式、封闭的操作方式。如一个电脑信息输入员，只是在封闭的办公室里，长时期地打字，打出来的信息在他眼中已失去了文字本来意义，而只是一连串的五笔字形符号。这样的日复一日，他由于缺氧而免疫力下降，由于缺少人际来往而日益习惯独处，最后变得讨厌人群，离群索居，而他的心理也因为缺少人情冷暖的刺激而日益萎缩，对什么事也提不起兴趣，情绪会日益低落。

静态、拒绝沟通型：静态是指心动身不动者。很多人整日枯守办公桌，无所事事，连报角每一则小商品广告也不放过的人们，他们会因百无聊赖而使心灵窒息，导致心情恶化。还有一些人整日伏案苦读、苦修、苦思冥想者，他们常常钻牛角尖而忘了身体的需求者，也可能因思虑过度有碍消化吸收，患上神经衰弱症。

单调型：单调生活不等于"简单生活"，简单生活是指内涵丰富、形式简单，这意指新生活概念；而单调生活指身体与心理皆处于机械状态，没有任何变化的。

亢奋型：曾经辉煌过的人，特别难耐寂寞的侵袭。有些辉煌是人们公认的，有些璀璨则是自己感觉上的夸张。演艺界人士、把握大权者、负大责任者，因职业需要常要调动情绪进入亢奋状态，然而一旦回复生活的真实，去掉了舞台上的光圈，撤掉了权利的座椅，他们可能会因"曾经沧海难为水"之反差，难以阻止失落感的袭击。

◆ 抑郁性精神病

抑郁性精神分裂症是一种原因未明、难治愈的常见精神病。多起病于青壮年，其中15~35岁发病最常见。以认知过程、情感过程、意志过程互不协调、相互分裂的特征性症状为突出表现，并且伴有幻觉、妄想、紧张等综合症。

1. 抑郁性精神病的临床表现

抑郁型精神病其临床表现主要是思维障碍（思维散漫、思维中断、思维贫乏、妄想等），幻觉、情感障碍（情感淡漠、情感倒错）和行为障碍（社交退缩、行为怪异、紧张性兴奋、木僵等）。其中妄想、幻觉等明显精神病性症状称为"阳性症状"；情感淡漠、社交退缩等精神衰退症状称为"阴性症状"。具体可因急性期和慢性期有所不同。

2．抑郁性精神病的预防

（1）畅悦情志。保持神志安宁，心情愉悦，避免精神刺激。乐观的情绪，开朗的性格，高尚的涵养，是预防本病的首要条件。正似巴甫洛夫所说："愉快可以使你对生命的每一跳动，对于生活的每一印象易于感受，不管躯体和精神上的愉快都是如此，可以使身体发展，身体强健。""一切顽固沉重的忧惬和焦虑，足以给各种疾病大开方便之门。"

（2）饮食有节。切戒烟酒，慎食辛辣香燥之品，多吃清淡素食，保持大便通畅，勿食变质、变味、变馊的食品及病亡家畜。

（3）起居有常，生活要有规律。劳逸结合，切忌紧张与疲劳，养成种花、集邮、书画、弹琴的习惯，按时作息，防止发生感冒及传染病。

（4）勤练松功。松功又称放松功，是通过主观意念，放松肌肉和神经的心身锻炼方法。具体功法：取站式、平坐式、靠坐式或仰卧式；采用自然放松、部位放松或三线放松的方法，使全身放松；用自然呼吸或顺式腹式呼吸，逐渐将气息调为匀、细、长，意守丹田，若守若离，默念"呵"声，并用意念造成一种轻松和谐的情景。本功法每日3次，早、中、晚各行1次，每次约30～60分钟。练功时应选择安静、空气新鲜、无外界干扰的地方进行，避免外来突发刺激，收功后可慢步行走400～1000步。

（5）常饮枣茶。红茶0.5公斤，酸枣仁0.3公斤，明矾0.1公斤，共研细末，以糯米饮制成大小如豆的丸粒，发病前服40丸，用茶水送下。或用以上各药炼蜜丸如梧桐子大，每次服30丸，一日2次。

（6）预防复发。有躁郁症病史者，可适当使用锂盐，维持量每日0.5～0.8克，一般在门诊可长期使用，对预防复发有良好效果。

神经症

神经症又称精神症，是一组非精神病功能性障碍。其共同特征是：是一组心因性障碍，人格因素、心理社会因素是致病主要因素，但非应激障碍，是一组机能障碍，障碍性质属功能性非器质性；具有精神和躯体两方面症状；具有一定的人格特质基础但非人格障碍；各亚型有其特征性的临床相；神经症是可逆的，外因压力大时加重，反之症状减轻或消失；社会功能相对良好，自制力充分。

神经症主要有焦虑神经症、歇斯底里、恐怖症、强迫症、抑郁症等。

◆ 焦虑神经症

焦虑症神经症是指以广泛和持续性焦虑或反复发作的惊恐不安为主要特征的神经症性障碍，患者的焦虑与惊恐并非由实际威胁或危险所引起，或其紧张不安与惊恐程度与现实处境不相称。

焦虑神经症主要分为惊恐障碍和广泛性焦虑两种。焦虑症的焦虑症状是原发的，凡继发于高血压、冠心病、甲状腺机能亢进等躯体疾病的焦虑应诊断为焦虑综合征。其他精神病理状态如幻觉、妄想、强迫症、疑病症、抑郁症、恐惧症等伴发的焦虑，不应诊断为焦虑症。

1. 焦虑神经症的治疗

（1）药物治疗：抗焦虑药物是最常用的治疗焦虑症的方法。但是抗焦虑药物有很多副作用，比如嗜睡、抑郁。长期服用甚至对某些

229

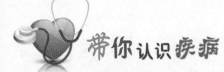

内脏器官有损害。而且抗焦虑药物往往有成瘾性。抗焦虑药物的最大问题是，一旦患者停止服用，几乎可以肯定，症状会重新出现。

（2）精神分析治疗：因为精神分析学把焦虑症的起因归结为压抑的无意识冲突，所以，焦虑症的精神分析治疗，就是帮助患者领悟他们的内在心理冲突的根源。

（3）认知行为治疗：根据患者的具体症状的不同，运用行为治疗的医生有两种不同的方法来治疗焦虑症。如果患者的焦虑症状与某些确定的情境有关，那么，医生通过运用"情境分析"，一种行为治疗技术，来找出患者的焦虑症状是由情境中的哪些关键因素造成的。然后医生运用"系统脱敏"的技术，降低患者对这些特定因素的焦虑程度。

◆ **歇斯底里**

歇斯底里在我国又称为癔病，

是一种常见的精神障碍，由精神刺激或不良暗示引起的一类神经精神障碍。大多发病突然，可出现感觉、运动和植物神经功能紊乱，或短暂的精神异常。患者具有鲜明的情感色彩，检查不能发现相应的器质性改变，在症状的发生和治疗当中，暗示和自我暗示常常起着重要的作用。

1. 歇斯底里的主要症状

（1）情感爆发常在精神刺激后突发，如嚎啕痛哭或时而大笑，大吵大闹或声嘶力竭吐露愤懑，甚至扯头发、撕衣服、捶胸顿足、以头撞墙、地上打滚等，发作时间长短可受周围的劝慰而变化。

（2）意识障碍为意识朦胧状态或昏睡，可呼之不应，推之不动，四肢僵硬，仅有眼睑颤动，称为癔病性木僵。有时情感丰富，表情生动，行为夸张，定于表演，谈话常以歌谣式，其内容多与精神创伤有关，偶有所问非所答之假性痴呆表现。

2．歇斯底里的预防

歇斯底里多是急性发作，病程可因临床征象的不同而有所差异。病情是否再发，除与个体素质及社会心理因素有关外，还决定于病后是否获得及时的正确处理。不当的处理或不良暗示的影响，尤其是医务人员的不当语言，对病症轻率发表错误意见，常可增加疾病的顽固性，促使病程延长。正确处理，包括及时进行暗示治疗，可以较快地使症状消除。病情缓解后，应向患者进行心理治疗，帮助他们正确认识疾病和对待病因，并自觉进行性格改造，以防止再发。预后一般良好，但若病因未除，处理不及时，治疗不当，有精神病家族史者则预后不良。

◆ **恐怖症**

恐怖症是以恐怖症状为主要临床表现的一种神经症。患者对某些特定的对象产生强烈和不必要的恐惧，伴有回避行为。恐惧的对象可能是单一的或多种的，如动物、广场、闭室、登高或社交活动等。患者明知其反应不合理，却难以控制而反复出现。青年期与老年期发病者居多，女性更多见。

1．恐怖症的主要症状

恐怖症的中心症状是恐怖，并因恐怖引起剧烈焦虑甚至达到惊恐的程度。因恐怖对象的不同可分为社交恐怖、单纯性恐怖、广场恐怖和旷野恐怖四种。在不同的场合都会胆小，经常会发抖，脸红、出汗或行为笨拙、手足无措等。

2．恐怖症的治疗和预防

（1）药物治疗：制紧张、焦虑或惊恐发作，可选用丙咪嗪150～250毫克/天或阿普性仑1.2～2.4毫克/天，社交恐怖者在进入公共场所前一小时口服心得安20毫克，有良好的镇静作用。

（2）心理治疗：心理治疗是

治疗该病的基本方法，医生向病人系统讲解该病的医学知识，使病人对该病有充分了解，从而能分析自己起病的原因，并寻求对策，消除疑病心理等，减轻焦虑和烦恼，打破恶性循环。并予讲解治疗方法，使患者主动配合，充分发挥治疗作用。个别心理治疗是在集体或小组治疗的基础上针对个别患者的具体情况进行心理辅导。森田疗法，主张顺应自然，是治疗神经衰弱的有效方法之一。

（3）行为疗法：行为疗法对该症有良好效果。以暴露疗法为主，酌情选用或冲击疗法。

◆ **强迫症**

强迫症即强迫性神经症是一种神经症的一种。患有此病的患者总是被一种强迫思维所困扰。患者在

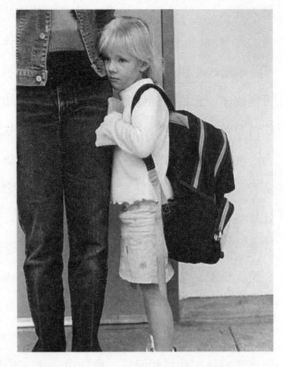

恐怖症

生活中反复出现强迫观念及强迫行为。患者自知力完好，知道这样是没有必要的，甚至很痛苦，却无法摆脱。

1. 强迫症的主要症状

患者经常对病菌和各种疾病敏感，并毫无必要的担心；经常反复洗手而且洗手的时间很长，超过正常所需要；有时会毫无原因的重复

相同的话语好几次；觉得自己穿衣，清洗，吃饭，走路时要遵循特殊的顺序；经常没有必要地反复做某些事情，例如检查门窗，开关，煤气，钱物，文件，表格，信件等；对自己做的大多数事情都要产生怀疑；经常不自觉地去想一些不愉快的回忆或想法，使人不能摆脱；经常认为自己的细小的差错就会引起灾难性的后果；时常无原因地担心自己患了某种疾病；有时会毫无原因的破坏某些物品，或伤害他人；有洁癖、幻想症、电邮综合症、自慰过度等表现。当脑子里出现听到或看到某一观念或某一句话，便不由自主地联想起另一个观念或词句等等。

2．强迫症的预防

（1）从小注意个性的培养是十分必要的。不要给予过多，过于刻板的要求，对于预防强迫症的发生有很大帮助，特别是父母本人有个性不良者更应注意。

（2）参加集体性活动及文体活动，多从事有理想有兴趣的工作，培养生活中的爱好，以建立新的兴奋点去抑制病态的兴奋点。

（3）采取顺应自然的态度。有强迫思维时不要对抗或用相反的想法去"中和"，要带着"不安"去做应该做的事。有强迫动作时，要理解这是违背自然的过度反应形式，要逐步减少这类动作反应直到和正常人一样。坚持练习，必然有益。

（4）注意心理卫生，努力学习对付各种压力的积极方法和技巧，增强自信，不回避困难，培养敢于承受艰苦和挫折的心理品质，是预防的关键。

◆　抑郁症

抑郁症是躁狂抑郁症的一种发作形式，以情感低落、思维迟缓、以及言语动作减少迟缓为典型症状。抑郁症严重困扰患者的生活和工作，给家庭和社会带来沉重的负担，15%的抑郁症患者死于自杀。世界卫生组织、世界银行和哈佛大学的一项联合研究表明：抑郁症已经成为中国疾病负担的第二大病病。

1. 抑郁症的症状

抑郁症与一般的"不高兴"有着本质区别，根本不能混为一谈，它有明显的特征，综合起来有三大主要症状，就是情绪低落、思维迟缓和运动抑制（主要表现为运动机制受限）。

情绪低落就是高兴不起来、总是忧愁伤感、甚至悲观绝望。

思维迟缓就是自觉脑子不好使，记不住事，思考问题困难。患者觉得脑子空空的、变笨了。

运动抑制就是不爱活动，浑身发懒。走路缓慢，言语少等。严重的可能不吃不动，生活不能自理。

2. 抑郁症的治疗与预防

抑郁症以前主要依靠药物治疗、物理治疗和心理治疗。但药物治疗副作用目前很明显，心理治疗也只是治标不治本，过一段时间有复发的可能。目前很多医院和心理机构提倡使用物理治疗，而作为成熟的"经颅微电流刺激疗法"已经很受广大患者欢迎。疗效快，无副作用是它的特点，再配合一定时间的运动调节，可以防止抑郁症的复发，真正达到治愈，恢复心理健康。

自我调节的话，以下这下方法对消除抑郁症非常有效：

（1）寻找更多的乐趣。对些抑郁，这很有用。"快乐需要行动"，努力让自己不要忧郁，比如，拜访朋友，接受按摩，养养宠物，装饰一下屋子，上上课，度度假。

（2）认知疗法。你无法说服自己，走出抑郁，但你可以不要继续让自己走入更深的抑郁。

（3）体育锻炼。大量研究表

明，运动，尤其是剧烈的有氧运动，可以改善情绪，减轻焦虑，增进食欲、睡眠、性兴趣、性功能和自尊。同时，运动还能使大脑中与抑郁症相关的化学物质失衡转向正常。

（4）支持群体。抑郁症让人感到非常孤独。支持群体表明你并不孤独。

（5）食物补充。某些维他命的缺乏会导致抑郁，比如：维生素 B_6、B_{12}、维生素C、维生素B、维生素 B_1、烟酸、核黄素、维生素H和泛酸。

◆ **神经衰弱**

神经衰弱是一种以脑和躯体功能衰弱为主的神经症，以易于兴奋又易于疲劳为特征，常伴有紧张、烦恼易激惹等情绪症状及肌肉紧张性疼痛、睡眠障碍等生理功能紊乱症状。

1．神经衰弱引起的原因

前大多数学者认为，精神因素是造成神经衰弱的主因，凡是能引起持续的紧张心情和长期的内心矛盾的一些因素使神经活动过程强烈而持久的处于紧张状态超过神经系统张力的耐受限度，即可发生神经衰弱。如过度疲劳而又得不到休息是兴奋过程过度紧张；对现在状况不满意则是抑制过程过度紧张；经常改变生活环境而又不适应是灵活性的过度紧张。

人类中枢神经系统的活动在机体各项活动中起主导作用，而大脑皮质的神经细胞具有相当高的耐受性，一般情况下并不容易引起神经衰弱或衰竭，在紧张的脑力劳动之后虽然产生了疲劳，但稍事休憩或睡眠后就可以恢复，但是强烈紧张状态的神经活动一旦超越耐受极限就可能产生神经衰弱。

2．神经衰弱的症状

（1）易兴奋、易激惹。

（2）脑力易疲乏，如看书学

习稍久，则感头胀、头昏；注意力不集中。

（3）头痛、部位不固定。

（4）睡眠障碍，多为入睡困难，早醒，或醒后不易再入睡，多恶梦。

（5）植物神经功能紊乱，可心动过速、出汗、厌食、便秘、腹泻、月经失调、早泄。

（6）继发性疑病观念。

3. 神经衰弱的表现及诊断

神经衰弱病人临床表现复杂，同时有多种精神症状和躯体症状归纳起来可分为六大类症状：

（1）脑力不足精神倦怠：患者经常感到精力不足、萎靡不振、不能用脑或脑力迟钝、不能集中注意力、记忆力减退、工作效率减退等。

（2）对内外刺激的敏感：没有器质性病变存在；病人对某个部位、某个症状越注意痛苦就越明显，倘若转移其注意力，则明显

减轻甚至消除；病痛部位的分布不一定符合解剖部位而且位置也不固定或会变动；病人叙述的症状多而杂，使人不得要领讲了大半天最后还搞不懂他哪里不舒服。

（3）情绪波动易烦易怒缺乏忍耐性：易烦多忧；易喜善怒。

（4）紧张性疼痛：通常由紧张情绪引起以紧张性头痛最常见，患者感到头重头胀头部紧压感或颈项僵硬，有的还表现为腰背四肢肌肉痛，这种疼痛的程度与劳累无明显关系，即使休息也无法缓解疼痛的，表现也往往很复杂，可以表现为持续性疼痛或间歇性疼痛。有的病人还表现为钝痛或刺痛，总的来说神经衰弱病人紧张性疼痛表现繁多，但与情绪紧张密切相关。

（5）失眠多梦：神经衰弱病人由于大脑皮质的内抑制下降，神经易兴奋睡眠时不易，引起广泛的抑制扩散，难以入睡或不够深沉容易惊醒或睡眠时间太短或醒后又难

以再睡，长期如此势必形成顽固性失眠。失眠后白天头昏脑胀、精神萎靡使学习工作效率低下。病人深感痛苦，到了晚上又担心失眠，从而因焦虑而失眠，由失眠而焦虑，互为因果反复影响终为神经衰弱的失眠症。

（6）心理生理障碍：有些神经衰弱的病人求治的主诉（病人最痛苦最主要的症状）可能不是上述的五种，而是一组心理障碍的症状。如头昏、眼花、心慌、胸闷、气短、尿频、多汗、阳萎、早泄、月经不调等。很容易把本病的基本症状掩盖起来，焦虑是许多病人的基本症状之一，焦虑可能是易于疲劳，记忆障碍、失眠的继发症状。病人经常对现实生活中的某些问题过分担心或烦恼也会对未来可能发生的难以预料的某些危险而担心烦恼。

总的来说，神经衰弱病人的临床表现是复杂的。通常认为最主要的表现是易兴奋易激惹；脑力易疲乏，如看书、学习稍久则感头胀头昏；注意力不集中；头痛部位不固定；睡眠障碍多为入睡困难早醒或醒后不易再入睡多恶梦；植物神经功能紊乱可心跳过速，出汗厌食便秘腹泻月经失调早泄；继发性疑病观念。

◆ **疑病症**

疑病症又称疑病性神经症。指对自身感觉或征象作出患有不切实际的病态解释，致使整个心身被由此产生的疑虑、烦恼和恐惧所占据的一种神经症。以对自身健康的过分关心和持难以消除的成见为特点。

1. **疑病症的临床表现**

疑病症状可为全身不适、某一部位的疼痛或功能障碍，甚至是具体的疾病。症状以骨骼肌肉和胃肠系统多见；就部位而言、以头、

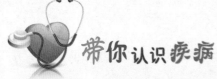

颈、腹部居多。常伴有焦虑、忧虑、恐惧和植物神经功能障碍症状。这种疑病性烦恼是指对身体健康或所怀疑疾病本身的纠缠，而不是指对疾病的后果或继发性社会效应的苦恼。患者也知道烦恼于健康不利，苦于无法解脱、不能自拔。

疼痛是本病最常见症状，约有2/3的患者有疾病症状，常见部位为头部、下腰部或右髂窝。这种疼痛描述不清，有时甚至诉全身疼痛，但查无实据，患者常四处求医辗转于内外各科，毫无结果，最后才到精神科，常伴有失眠、焦虑，和抑郁症状。

疑病症患者常会出现恶心、吞咽困难、反酸、胀气、腹痛、心悸、左侧胸痛、呼吸困难，担心患有高血压或心脏病。有些患者疑有五官不正，特别是鼻子，耳朵以及乳房形状异样，还有体臭或出汗等。

2. 疑病症的预防

保持身心的愉悦，培养乐观开朗的性格、为人豁达；对新知识要全面理解，以免因一知半解而生搬硬套，从而患上疑病症。让病人尽情倾诉，暴露出心理矛盾和冲突，对病人个性特点进行分析，教导病人要以理性观念去克服种种非理性观念。学会用理性去对待和处理困难，鼓励患者通过创造新价值的行动，或把心神转移到感兴趣的活动中去，让患者在创造中感到满足，以正常人的态度过正常人的生活，消除烦恼。

其他心理疾病

◆ **自闭症**

自闭症是又称孤独症，是一种由于神经系统失调导致的发育障碍，其病征包括不正常的社交能力、沟通能力、兴趣和行为模式。自闭症是一种广泛性发展障碍，以严重的、广泛的社会相互影响和沟通技能的损害以及刻板的行为、兴趣和活动为特征的精神疾病。

1．自闭症引起的原因

自闭症与家庭背景和父母教养的态度无关，不是因后天环境造成。自闭症可能是由生理因素形成，如神经机能发展、生化机能发展、遗传因素或脑部受损所致。可能导致自闭症的成因有：

（1）遗传

从家族和孪生子的研究中，发现自闭症人士的孪生兄弟姊妹大约有10%至20%可能有轻微的自闭倾向。

（2）疾病感染

妇女怀孕期间可能因麻疹或风疹，使胎儿的脑部发育受损而导致自闭症。此外，新陈代谢疾病亦会造成脑细胞功能失调，影响脑神经传递信息的功能，因而造成自闭症。还有，在怀孕期间窘迫性流产等因素而造成婴儿大脑发育不全、早产、难产、新生儿脑部受伤，以及在婴儿期患上

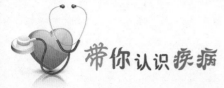
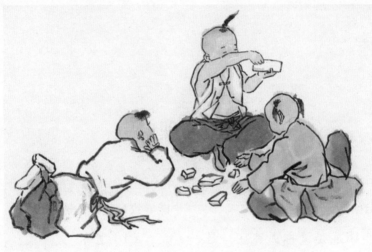

交友玩耍

脑炎、脑膜炎等疾病造成脑部伤害，都可能会增加罹患自闭症的机会。

2. 自闭症的预防

防儿童自闭症的发生，可以从两个方面入手：

（1）营造良好的生活空间：城市居住的现代化使许多人搬进了高楼，独门独户的生活环境容易造成封闭的感觉，因此，人们应该积极主动去户外与邻居或附近小朋友玩耍、交往，建立友谊。

（2）注重情商培育：学习成绩优秀只是一个方面，成绩优秀的同时还须懂得接受别人并让人接受自己，这也是爱的基本涵义。培育良好品德，并且养成良好的性情和品格。

◆ 妄想症

妄想是思维变态的一种，主要

表现妄想是一种在病理基础上产生的歪曲的信念，病态的推理和判断。虽不符合患者所受的教育程度但病人对此坚信不疑，无法说服，也不能以亲身体验和经历加以纠正。

1. 妄想症的主要症状

（1）主要障碍为缺乏对人之基本信赖，其特点乃在于使用"否定作用""外射作用"来处理其心理困难，妄想症对比而导致系统化之妄想构造。

（2）敏感且较自私自利，以自我享乐为目的，富于猜忌、斗气。

（3）通常无法看轻自我界限，分不清自己与他人之看法，缺乏认识自己动机与态度的能力。

（4）有不少妄想的病人内心确实有一些他个人认为不可告人之秘密，内疚非常，很怕人知道。

（5）缺乏对他人信赖，总报以"别人总是凶恶的敌人"之观念，而且自我内心攻击的冲动，故与他人关系不善。

（6）有些病人发病乃因处于特殊环境如身处异地等。

2. 妄想症的治疗

（1）心理治疗

首先要建立良好的治疗关系，透过给予病人心理精神支持来改变其某些行为。此外，病人要避免过度的压力，在压力情境下常会影响妄想强度，针对个案情形教导适当的适应技巧，或者配合认知行为治疗，可以减少个案对压力的不当反应。鼓励患者家人一同参与治疗计划，对治疗进度有帮助。

（2）药物治疗

药物治疗以抗精神病药物为主。治疗妄想症主要依靠药物，但对不同类型的妄想症，应选用不同的治疗方法。抗精神病药是其中一类首选药物。如果病人不配合治疗，可考虑使用抗精神病药物的长

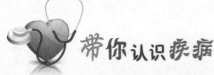

效针剂。如果病人情绪波动较大，包括出现精神病后的抑郁，便可使用抗忧郁药物。

（3）团体治疗

配合上述治疗进行。有些病人可即时好转，但有些则较难治理甚至可持续终生。如若不予适当治疗，大部份病人仍可维持相对正常的社会生活，但也有病人不能自我照顾，情况相对严重。

第五章

其他疾病

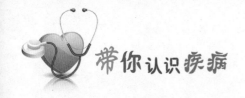

男性更年期综合征

男性更年期由睾丸功能退化所引起的，而睾丸的退化萎缩是缓慢，性激素分泌减少也是缓慢的过程，精子的生成在更年期也不完全消失。而男性更年期来得较晚，出现的时间很不一致，发病年龄一般在55～65岁左右。临床表现轻重不一，轻者甚至无所觉察，重者影响生活及工作，患者感到很痛苦。

◆ **男性更年期综合征的表现及诊断**

1．性功能障碍：性欲减退、阳痿早泄、精液量少等。

2．精神症状：主要是性情改变，如情绪低落、忧愁伤感、沉闷欲哭或精神紧张神经过敏、喜怒无常或胡思乱想、捕风捉影、缺乏信任感等。

3．植物神经功能紊乱：主要是心血管系统症状，如心悸怔忡心前区不适或血压波动，头晕耳鸣烘热汗出；胃肠道症状，如食欲不振、腹脘胀闷大便时秘时泄；神经衰弱表现如失眠少寐多梦易惊醒记忆力减退健忘反应迟钝等。

4．体态变化：全身肌肉开始松弛，皮下脂肪较以前丰富，身体

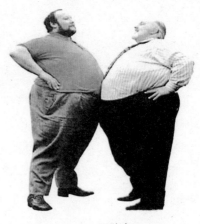

肥胖症

变胖。

◆ 男性更年期综合征的预防

1．生活调理：增强体育锻炼，提高素质、机体适应能力，起居有常，房事有节，以保养肾精，饮食清淡，顾护脾胃，戒除烟酒，舒调情志，减少忧烦和顺气血。

2．饮食调理：在辨证施治的同时，饮食调理不可忽视，由于男性更年期综合征的病机根本是肾精亏虚，因而饮食宜选用具有滋补肾精作用的食品，同时饮食宜清淡易消化，少食油煎肥甘之品，避免辛辣刺激饮食。

3．精神调理：加强思想修养，经常保持乐观情绪，克服心理紧张因素，树立生活的坚定信念，锻炼毅力。

阿尔采末病

阿尔采末病是一组原因未明的原发性脑变性疾病，常起病于老年或老年前期，多缓慢发病，逐渐进展以痴呆为主要表现。病理改变以大脑弥散性萎缩和神经细胞变性为主。随着年龄增长比例不断上升。一般认为，年龄每增加5年患病率将增加1倍。其中半数以上为阿尔采末病，女性较男性多见我国部分地区调查资料亦与比相接近。

◆ 阿尔采末病的症状

阿尔采末病多隐袭起病，少数病人在躯体疾病，骨折或精神受刺激的情况下症状很快出现。记忆障碍常为本病的首发症状，如经常失落物品，遗忘已许诺的事情，言语罗嗦而重复等。随后，智能衰退日益严重，进食不知饥饱，外出后找不到自己家门，叫不出家人的名字，甚至不能正确回答自己的姓名、年龄、是否已经结婚等。有时因记忆减退而出现错构和虚构；或因找不到自己放置的物品，而怀疑被他人偷窃；或因强烈的嫉妒心而怀疑配偶不贞。此类片段的妄想，可随着痴呆的加重而逐渐消退，患者的视空定向能力也常在早期受损。不能临摹较简单的立体图形，可从神经心理测验时检出。有的患者不能正确使用词汇，不能认识镜中自己的形象，尚可有失语、失认、失用及自体部位觉缺失及强握，吸吮等原始反射。

有的患者早期以情感障碍为主，表现为躁狂或抑郁症状，有被误诊为功能性精神病的可能，随着病情逐渐加重，痴呆症状日益明显才被确诊。患者尚可有性格改变，缺乏羞耻及道德感，不注意个人卫生，不能料理自己的生活，常收集废纸杂物视作珍宝，及至后期，终日卧床不起，大小便失禁，口齿含糊不清，言语杂乱无章。

部分病人在其病程中，精神症状急剧恶化，发生意识模糊或谵妄状态，伴有错觉及幻觉等，常因急性精神创伤，更换环境或各种躯体疾患所促发，例如无症状性肺炎、尿路感染、骨折外伤、但仍遗留不同程度的人格改变与智能缺损。

躯体方面，外貌苍老，皮肤干燥多皱，色素沉着，毛发苍白，牙齿脱落，肌肉萎缩，痛觉反应消失，其他神经系统检查常无明显阳性体征，晚期可出现震颤、痉挛、偏瘫及肌强直等。脑电图检查早期仅呈现 α 节律减慢，晚期为弥漫性慢波，CT检查可显示皮质萎缩和第三脑室扩大。

病程进行性发展，平均约经历 5～10 年左右，很少有自愈的可能，最后发展至严重的痴呆，常因褥疮、骨折、肺炎等继发性躯体疾患或衰竭而死亡。

◆ 阿尔采末病的预防

目前许多老人及其家属很害怕老年性痴呆症会降临到自己或家人的身上，因此特别关心老人。但是老年性痴呆症的病因还不十分清楚，所以预防工作也比较困难，但是我们应该以积极的态度来对待这个问题。

第一，前面已经讲过并非老年人都必然会得老年性痴呆症的。

第二，有些躯体疾病和老年性痴呆症的关系比较密切，如冠心病外伤等我们就需要积极的给予治疗。

第三，老年人要有一个高质量的生活环境，而创造一些条件除了通常知道的外；还要有一个和谐温暖的家庭。对于老年人本人来说，除了开朗乐观的性格，适度的体育锻炼和运动外，神经科学研究表明多用脑是有益的，特别是有广泛的兴趣，多得到新鲜的刺激是有助于脑力活动的。阿尔采末病的病情进展程度会与其参加的社会活动成正比，所以要多和朋友交谈，学一些艺术如绘画书法棋类东器等，这些都是可能促进脑神经发达的有效途径。

抽动障碍

抽动障碍是指起病于儿童和青少年时期主要表现为不自主的、无目的、反复的快速的一个部位或多部位肌群运动抽动和发声抽动，并

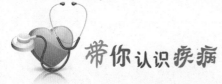
可伴发其他行为症状，包括注意力不集中、多动、自伤和强迫障碍等。抽动障碍的病因尚未明白抽动障碍病程不一，可呈短暂性的或慢性的，甚至为持续终生抽动通常以眼部、面部或头部的运动抽动为首发症状，而后向颈肩、肢体或躯干发展，常由简单发展到复杂以眼部抽动为首发症状者约占38％～59％，发声抽动为首发症状者约占12％～37％。各种形式的抽动可受意志控制片刻在睡眠时消失，而在情绪紧张时加重。有部分患者在运动或发声抽动之前有躯体不适感如感到压迫感、痒感、冷热感等。

◆ **抽动障碍的病因**

短暂性抽动障碍的病因尚未明确，致病因素较多，主要有下列几个方面：

遗传因素：短暂性抽动障碍可有家庭聚集性，患儿家庭成员中患抽动障碍着较为多见，故认为可能与遗传因素有关。

器质性因素：围产期损害，如产伤、窒息等因素可能与本病有关。

躯体因素：开始时往往由于局部激惹而产生抽动。如眼结膜炎或倒睫刺激引起眨眼；或因上呼吸道感染而出现吸鼻、面肌抽动。当局部疾病原因去除后，抽动症状仍继续存在。

社会心理因素：患者由于家庭生活如家庭不和、父母离婚、亲人死亡、学习负担过重等影响，抽动成为心理应激的一种表现。

药源性因素：某些药物如中枢神经兴奋剂、抗精神病药等，长期服用可能产生抽动副作用。

◆ **抽动障碍的预防**

应用药物治疗的同时积极开展各类心理健康教育对本病早日治愈作用非常大。

1. 对患儿父母的健康教育；

2．对患儿的健康教育；

3．对学校教师的心理健康教育。许多家长非常关注孩子的预后问题，这个病属于发育障碍性疾病，也就是它随着年龄的发育，有逐渐缓解的趋势。

人们过去认为这种病是属于终身性疾病，近年来的研究表明本病有自然缓解的可能，预后相对比较好，抽动症状可随着时间的推移逐渐减轻或自然缓解，大多数患儿在长大成人以后，病情向好的方向发展，能够过上正常人的生活，少数病人症状迁延，可因抽动的症状或者伴发的行为异常而影响病人的生活质量，有资料表明，大约50%的患儿在青春期过后，抽动症状自然缓解，25%的病人抽动症状明显减轻，只剩下25%的病人抽动症状迁延到成年。

多发脑梗塞性精神障碍

多发脑梗塞精神障碍是由于脑动脉硬化影响大脑血液供应，特别是反复发作的脑血管意外所致的痴呆综合征。脑外部动脉（颈动脉或锥基底动脉）硬化斑的微栓子或缺血引起大脑白质中心散在性多数小梗塞灶所致，因而称为多发梗塞性痴呆。

◆ **多发脑梗塞性精神障碍的预防**

1．将血压控制在一个合理水平，因为血压过高易使脑内微循环瘤及粥样硬化的小动脉破裂出血；而血压过低脑供血不全微循环瘀滞时易形成脑梗塞。

2．讲究精神心理卫生，许多脑卒中的发作都与情绪激动有关。

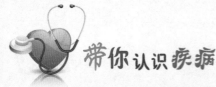

3．减肥：肥胖是公认的脑卒中的危险因素之一。

4．科学合理饮食：要以低脂肪、低热量、低盐饮食为主，并要有足够优质的蛋白质维生素、纤维素及微量元素。饮食过饱不利于健康，霉变的食品、咸鱼、冷食品均不符合食品卫生的要求，要禁食。

5．气候变化与人体健康关系极为密切：当气温骤变气压温度明显变化时，由于中老年人特别是体弱多病者多半不适应，而患病尤其是严寒和盛夏时老年人适应能力差、免疫能力降低，发病率及死亡率均比平时高，所以要特别小心。

6．及时治疗糖尿病冠心病肝肾功能不全等疾病。

7．适度的体育锻炼有益身心健康。

8．重视中风的先兆：中风虽然是突发的急骤病变，但往往也可发现一些预兆，主要有以下几种表现：一侧面部或上下肢突然感到麻木、软弱乏力、嘴歪流口水；突然出现说话困难或听不懂别人的话；突然感到眩晕摇晃不定；短暂的意识不清或嗜睡；出现难以忍受的头痛，而且头痛由间断性的变成持续性的或伴有恶心呕吐。